肺癌防治新攻略
免疫计

以逸待劳

支修益　胡　坚　赵青威　汪路明 —— 主编

科学普及出版社
·北京·

图书在版编目（CIP）数据

肺癌防治新攻略：免疫计·以逸待劳 / 支修益等主编 . — 北京：科学普及出版社 , 2023.8（2024.4 重印）

ISBN 978-7-110-10562-7

Ⅰ . ①肺… Ⅱ . ①支… Ⅲ . ①肺癌—防治 Ⅳ . ① R734.2

中国国家版本馆 CIP 数据核字 (2023) 第 036676 号

策划编辑	宗俊琳　王　微
责任编辑	延　锦
文字编辑	戚　璐　汪　琼　史慧勤
装帧设计	佳木水轩
责任印制	李晓霖

出　　版	科学普及出版社
发　　行	中国科学技术出版社有限公司发行部
地　　址	北京市海淀区中关村南大街 16 号
邮　　编	100081
发行电话	010-62173865
传　　真	010-62179148
网　　址	http://www.cspbooks.com.cn

开　　本	880mm×1230mm　1/32
字　　数	114 千字
印　　张	6.5
版　　次	2023 年 8 月第 1 版
印　　次	2024 年 4 月第 2 次印刷
印　　刷	北京盛通印刷股份有限公司
书　　号	ISBN 978-7-110-10562-7/R·909
定　　价	68.00 元

（凡购买本社图书，如有缺页、倒页、脱页者，本社发行部负责调换）

丛书编委会名单

丛书名誉主编

赫　捷　中国医学科学院肿瘤医院

何建行　广州医科大学附属第一医院 / 广州呼吸健康研究院

王天佑　首都医科大学附属北京友谊医院

刘德若　中日友好医院

丛书主编

胡　坚　浙江大学医学院附属第一医院

支修益　首都医科大学宣武医院

王　洁　中国医学科学院肿瘤医院

石汉平　首都医科大学附属北京世纪坛医院

丛书副主编

宋启斌　武汉大学人民医院

张兰军　中山大学附属肿瘤医院

冯靖祎　浙江大学医学院附属第一医院

黄文谦　浙江威星智能仪表股份有限公司

丛书编委

汪路明　浙江大学医学院附属第一医院

谭锋维　中国医学科学院肿瘤医院
张　毅　首都医科大学宣武医院
龙　浩　中山大学附属肿瘤医院
方　勇　浙江大学医学院附属邵逸夫医院
郭　良　中国科学院大学附属肿瘤医院
孙元水　浙江省立同德医院
朱　韬　中国科学院大学附属肿瘤医院
孟旭莉　浙江省人民医院
徐　栋　浙江大学医学院附属第二医院
赵　勇　中国抗癌协会
刘雪梅　四川大学华西医院
赵青威　浙江大学医学院附属第一医院
许　顺　中国医科大学附属第一医院
郭　勇　浙江中医药大学附属第一医院
蔡开灿　南方医科大学南方医院
俞豪杰　浙江大学
尧小兵　中国抗癌协会
苏春霞　同济大学附属上海市肺科医院
夏大静　浙江大学

本分册编委会名单

名誉主编 高树庚 刘德若 姜格宁 王洁
主　　编 支修益 胡坚 赵青威 汪路明
副 主 编 郭良 孟迪 陈求名 吕望
参 与 机 构 中国抗癌协会肿瘤防治科普专业委员会
中国医药教育协会肺癌医学教育委员会
中国医师协会肿瘤多学科诊疗专业委员会
浙江省医学会胸外科学分会
浙江省预防医学会肺癌预防与控制专业委员会
浙江省医疗器械临床评价技术研究重点实验室

编　　者 张玉前 浙江大学医学院附属第一医院
刘佳聪 浙江大学医学院附属第一医院
廖永德 华中科技大学同济医学院附属协和医院
陈求名 浙江大学医学院附属第一医院
柯　磊 浙江大学医学院附属第一医院
魏　立 河南省人民医院
孟　迪 浙江大学医学院附属第一医院
唐慕虎 浙江大学医学院附属第一医院
刘俊峰 河北医科大学第四医院
马洪海 浙江大学医学院附属第一医院
吴志刚 浙江大学医学院附属第一医院
方文涛 上海交通大学医学院附属胸科医院
虞　莉 浙江大学医学院附属第一医院

	黄旭华	浙江大学医学院附属第一医院
	王炜东	浙江大学医学院附属第一医院
	周振宇	浙江大学医学院附属第一医院
	王延烨	浙江大学医学院附属第一医院
	蔡开灿	南方医科大学南方医院
	滕　啸	浙江大学医学院附属第一医院
	倪　恒	浙江大学医学院附属第一医院
	杨　帆	北京大学人民医院
	倪彭智	浙江大学医学院附属第一医院
	何天煜	浙江大学医学院附属第一医院
	刘建阳	吉林省肿瘤医院
	夏平会	浙江大学医学院附属第一医院
	张庆怡	浙江大学医学院附属第一医院
	耿　庆	武汉大学人民医院
	周　原	浙江大学医学院附属第一医院
	吴子恒	浙江大学医学院附属第一医院
	顾春东	大连医科大学附属第一医院
审稿委员会	刘宝东	首都医科大学宣武医院
	马海涛	苏州大学附属第一医院
	许　顺	中国医科大学附属第一医院
	张　毅	首都医科大学宣武医院
	陈　亮	江苏省人民医院
	陈铭伍	广西医科大学第一附属医院
	崔　永	首都医科大学附属北京友谊医院
	韩开宝	厦门医科大学附属厦门弘爱医院
	黄云超	云南省肿瘤医院

矫文捷	青岛大学附属医院
李高峰	昆明医科大学附属肿瘤医院
李　钟	苏州市吴中人民医院
梁乃新	北京协和医院
林　青	海南省第三人民医院
彭志毅	浙江大学医学院附属第一医院
曲昌发	哈尔滨医科大学附属肿瘤医院
滕晓东	浙江大学医学院附属第一医院
田　辉	山东大学齐鲁医院
汪　浩	同济大学附属上海市肺科医院
王俊丰	哈尔滨医科大学附属肿瘤医院
谢　冬	同济大学附属上海市肺科医院
杨　洋	同济大学附属上海市肺科医院
杨玉伦	河南中医药大学人民医院
张力为	新疆医科大学第一附属医院
钟文昭	广东省人民医院
朱　全	江苏省人民医院
安　舟	浙江大学医学院附属第一医院
曾　剑	中国科学院大学附属肿瘤医院
常　栋	首都医科大学附属北京友谊医院
陈东红	清华大学附属北京清华长庚医院
陈锋夏	海南省人民医院
陈汉章	广州医科大学第一附属医院
陈志军	浙江大学附属舟山医院
范军强	浙江大学医学院附属第二医院
何慧梁	浙江大学医学院附属第一医院
何正富	浙江大学医学院附属邵逸夫医院

胡　牧	首都医科大学附属北京友谊医院
黄海涛	苏州大学附属第一医院
江　洪	杭州市第一人民医院
蒋友华	中国科学院大学附属肿瘤医院
李晨蔚	宁波市第一医院
励新健	宁波市第一医院
林江波	福建医科大学附属协和医院
林勇斌	中山大学附属肿瘤医院
刘宏旭	辽宁省肿瘤医院
吕定量	衢州市人民医院
马金山	新疆维吾尔自治区人民医院
茅乃权	广西医科大学附属肿瘤医院
潘小杰	福建省立医院
戚维波	嘉兴市第一医院
乔　坤	深圳市第三人民医院
沈琦斌	湖州市中心医院
汪潜云	常州市第一人民医院
王海涛	浙江省人民医院
王明松	上海交通大学医学院附属第九人民医院
王中林	常州市第一人民医院
吴中杰	嘉兴市第一医院
夏大静	浙江大学医学院公共卫生学院
谢德耀	温州医科大学附属第一医院
徐松涛	复旦大学附属中山医院
薛　涛	东南大学附属中大医院
闫小龙	空军军医大学唐都医院
严森祥	浙江大学医学院附属第一医院

杨　林　深圳市人民医院
叶香华　浙江大学医学院附属第一医院
余欢明　湖州市第一人民医院
张春芳　中南大学湘雅医院
张　军　嘉兴市第二医院
赵百亲　浙江大学医学院附属第二医院
赵　葵　浙江大学医学院附属第一医院
赵晓刚　同济大学附属上海市肺科医院
郑国平　绍兴市第二医院
郑明峰　无锡市人民医院
朱成楚　台州恩泽医疗中心
祝明华　杭州师范大学附属医院
张临友　哈尔滨医科大学附属第二医院
刘永煜　辽宁省肿瘤医院
王　巨　哈尔滨医科大学附属第一医院
崔　键　哈尔滨医科大学附属第四医院
徐世东　哈尔滨医科大学附属肿瘤医院
鲁继斌　中国医科大学附属盛京医院
孙　楠　辽宁省肿瘤医院
刘长宏　大连医科大学附属第二医院
佟　俰　吉林大学第二医院
邵国光　吉林大学白求恩第一医院
杨雪鹰　中国医科大学附属第四医院
谭锋维　中国医学科学院肿瘤医院
蔡诚锋　绍兴市人民医院
张李春　浙江省科学技术厅
王国敬　中国社区卫生协会 / 浙江省基层卫生协会

刘翠青	浙江省中医药大学公共卫生学院	
吴　健	浙江大学健康医疗大数据国家研究院	
孙红祥	浙江大学动物科学学院	
宣晓东	浙江省自然科学基金委员会	
刘康生	浙江大学运筹与控制科学研究所	
王　希	杭州市人民政府国有资产监督管理委员会	
周晓巍	浙江大学计算机科学与技术学院	
王锡萍	中国医药教育协会	
赵文华	中国抗癌协会	
吴　扬	浙江省抗癌协会	
王　立	浙江大学化学工程与生物工程学院	
俞豪杰	浙江大学化学工程与生物工程学院	
段会龙	浙江大学生物医学工程与仪器科学学院	
熊　蓉	浙江大学智能系统与控制研究所	
刘立陆	浙江大学智能系统与控制研究所	
翁沈军	浙江大学先进技术研究院	
靖　克	中国科学技术大学	
樊灵竹	浙江大学系统神经与认知科学研究所	
张奥林	浙江大学药学院药物信息研究所	
诸葛晨亮	新加坡国立大学计算机学院	
蔡启鹏	南京师范大学中北学院	
郑思思	浙江大学	

绘　　图　魏　欣

内容提要

癌症，谈虎色变的主题。肺癌，位居我国癌症发病率之首。肺癌防治新攻略系列丛书从预防、早诊到治疗全方位描述了肺癌防治的前沿策略与方法，包括当前肺癌诊疗新技术、微创外科治疗、放化疗、靶向治疗、免疫治疗、中医调理和康复等。

本书是肺癌免疫治疗分册。人体免疫系统复杂精妙，层层构筑起防火墙。而肿瘤细胞则擅长钻空子，导致祸起萧墙。近年来，免疫治疗是肺癌防治重要进展之一，能够帮助人体修补免疫漏洞，清理门户，杀灭肿瘤细胞，并已展现出巨大潜力。免疫治疗如同我国《三十六计》中"以逸待劳"的奇谋妙计，只有做好自身免疫防御，用好科学的免疫治疗药物，才能笑看风云，宠辱不惊，坦然面对肺癌，健康快乐生活。

作者从免疫的基本概念聊起，抽丝剥茧般找出它与肿瘤发生发展的幕后关联，在将肺癌免疫治疗故事徐徐道来的同时，让您清晰地了解免疫治疗的前世今生、肺癌目前常用的免疫治疗方案，以及尚未成熟但前景广阔的新型免疫治疗药物。此外，免疫治疗还可与化疗、放疗等传统治疗手段联合应用,实现"1+1>2"的治疗效果。本书通过典型临床研究案例的分析,全程解读了肺癌免疫治疗的昨天、今天和明天。著者对癌症治疗过程中的艰辛与好转,饱含着感同身受的心酸和欣喜。书中涵盖了免疫治疗最新进展、更优化的治疗方法、精心制作的肺癌免疫治疗速查表等,为肺癌患者寻求更长期生存、更优质的生活质量提供了充分准备,让肺癌患者和家属安心。

序

免疫，天然的抗癌战士

中共中央、国务院发布的《"健康中国2030"规划纲要》提出了"健康中国"建设的目标和任务。党的十九大五中全会，作出实施"健康中国"战略的重大决策部署，再次强调预防为主，防治结合，倡导健康文明生活方式，预防控制重大疾病。

当前，肺癌已经成为全世界恶性肿瘤最大的致死原因，肺癌发病率与死亡率依然呈现上升趋势。国家卫生健康委员会公布的最新癌症数据显示，肺癌位居我国恶性肿瘤发病率和死亡率之首。在我国，依然有60%以上的肺癌患者在临床确诊时已属晚期或局部晚期，失去进行根治性手术治疗的机会，肺癌整体5年生存率在20%以下。

现实中，社会对肺癌的预防与筛查、早诊早治和康复还存在着很多误区，盲目就医、延误治疗、医疗花费、预后不足等已成为社会关注的热点问题。其实，肺癌的治疗方法已经历了数次革命——从手术到放化疗、分子靶向治疗，再到如今的免疫治疗和细胞治疗，人类逐步从手术提升早期癌症治愈率，过渡到传统的放化疗和靶向药物无法战胜中晚期癌症的困境，现已将目光转向人体内的天然抗癌战士，即免疫治疗。

免疫治疗在肿瘤治疗史上早已萌芽，但由于免疫治疗机制复杂、研究进展缓慢，直到20世纪90年代才初见曙光。与传统的治疗方式不同，免疫治疗并不直接针对肿瘤，而是动员人体自身免疫系统参与战斗，通过激发或者调动机体自身的免疫系统，增强肿瘤微环境的抗肿瘤免疫力，从而达到控制和杀伤肿瘤细胞的作用。2018年，癌症免疫治疗获得诺贝尔生理学或医学奖，一时间名声大噪，备受瞩目，成为医学界和全球肿瘤患者关注的焦点。

浙江大学医学院附属第一医院普胸外科是浙江省肺部肿瘤诊治技术研究中心主体建设单位、浙江省医学会胸外科学分会和浙江省预防医学会肺癌预防与控制专业委员会主任委员单位。近年来，其承担了多项国家级和省部级肺癌研究课题，取得了丰硕的研究结果。

胡坚教授从事肺癌诊疗几十年，是临床经验丰富的胸外科专家。其参与并主持编写的这部肺癌免疫治疗科普书，从免疫的概念、免疫治疗的前世今生、肺癌免疫治疗的适应证和禁忌证、肺癌免疫治疗的联合方案、肺癌免疫治疗的不良事件、肺癌免疫治疗的新进展和临床研究、肺癌免疫治疗的病例分享等方面进行了全面介绍，通过通俗易懂的语言和生动活泼的科普插图，向民众介绍了肺癌免疫治疗的相关知识，有助于提高肺癌患者和家属对肺癌免疫治疗的了解与认知，并有益于其最终科学选择正确的诊疗方法。

本书既可以作为肺癌免疫治疗的科普读物，也可作为基层年轻医生的参考书。通过阅读本书，可以帮助读者全面了解和认识肺癌的免疫治疗，提高对免疫治疗的认知。普及肺癌防治科普知识是广大医务者的责任和义务，特别是胸外科医生，每天接触大量的肺癌患者和咨询者，应该踊跃参加各类肺癌防治科普宣传与讲座，以及科普文章写作、电视演讲及短视频制作、短视频拍摄等多种形式的科普宣传和健康促进活动，为百姓提供科学有效的肺癌防治科普知识，进而提升整个社会对肺癌的科学认知。

中国抗癌协会科普宣传部部长　支修益

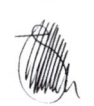

前　言

2022年2月，国家癌症中心发布了最新的全国癌症统计数据（2016年登记资料）。在这项研究中，来自487个合格癌症登记处的数据呈现出2016年中国的癌症负担。数据显示，2016年中国新发癌症病例约406.4万例，新发癌症死亡病例约241.35万例。肺癌是中国最常见的癌症，也是癌症死亡的第一大原因。

在免疫治疗出现之前，肺癌领域的一线治疗都是以化疗、放疗或者靶向治疗为标准，但有很大一部分患者的生存期不尽如人意。其实，免疫治疗萌芽较早，但早期由于研究机制复杂而研究进展缓慢，直到20世纪90年代免疫治疗才初见曙光、有所突破。免疫治疗分为主动免疫和被动免疫。主动免疫是指作用于免疫系统本身的免疫治疗，被动免疫主要是作用于肿瘤细胞的免疫治疗。与传统的治疗方式不同，免疫治疗并不直接针对肿瘤，而是动员人体自身免疫系统参与攻击，通过激发或调动机体的免疫系统，增强肿瘤微环境的抗肿瘤免疫力，从而控制和杀伤肿瘤细胞。这可形象地比拟为"清理门户，抵御外敌"。

2013年,《科学》(Science)期刊将免疫疗法列为当年科学的十大突破之一。2018年,癌症免疫治疗获得2018年诺贝尔生理学或医学奖。因此,免疫治疗在癌症治疗领域备受瞩目,一时间名声大噪,成为整个医学界和全球肿瘤患者关注的焦点。其中免疫检查点抑制药的使用将免疫治疗推向了一个新高度,在PD-1/PD-L1疗法大放异彩的背后,离不开一位华人科学家的贡献——陈列平。

1999年,陈列平教授在《自然医学》(Nature Medicine)发文报道了B7家族的第三个成员B7-H1(后被改名为PD-L1),即一个对免疫反应发挥负调节作用的蛋白;2002年,陈列平教授在 Nature Medicine 再发文,首次证明了B7-H1(PD-L1)途径作为肿瘤免疫逃逸的可能机制。这些关键性研究使他在PD-L1(B7-H1)的发现并应用于肿瘤免疫治疗的杰出贡献得到了国际免疫学界与肿瘤学界的认可,奠定了PD-1/PD-L1疗法研究与应用的基础。因此,可以说陈列平教授是将PD-1/PD-L1疗法从基础研究推向临床应用的先驱。

免疫治疗虽然能够给患者带来治疗上的获益,但作为一种较新颖的治疗方式,也存在许多尚待探索之处。

首先,免疫治疗相较于其他治疗方式来说起步较晚,并且由于研究机制复杂等原因,人们对免疫治疗仍认识不足。其次，肺癌免疫治疗在取得突破性成就的同时，也产生了另一个问题，就是PD-1的作用被抑制以后，免疫系统的自稳功能也将发生一定程度的紊乱，即产生不良反应，称为免疫检查点抑制药相关不良事件。其中有些反应常见，如乏力、皮肤损害、腹泻、转氨酶升高、血糖升高、淀粉酶/脂肪酶升高、甲状腺功能亢进/甲状腺功能减低、周围神经病变等；有些反应不常见，包括肾上腺功能不全、胰腺炎、肺炎、垂体炎、脑炎、肾功能不全、视力改变、重症肌无力、关节炎、脊髓炎、心肌炎、肌肉病变等。这些不良事件一旦发生，将给患者生活质量造成严重影响。由此可见，免疫治疗仍是一把双刃剑，距离其普润万物还需要较长时间。

综上所述，免疫治疗在肺癌的治疗中有着得天独厚的优势，而且大量的临床研究证实其在肺癌治疗的不同阶段都扮演着重要角色。因此我们期待免疫治疗能在肺癌的早、中、晚期等不同阶段都能发光发热，使肺癌患者获益良多。

相信免疫的星星之火，一定会迎来燎原之日！

浙江大学医学院附属第一医院　胡　坚

目 录

1 什么是免疫 ———————————— 001
免疫的概念和功能 ———————————— 002
免疫与肿瘤发生 ———————————— 006
免疫与肿瘤治疗 ———————————— 011

2 免疫治疗发现史 ———————————— 015
免疫治疗的前世今生 ———————————— 016
免疫治疗的起源 ———————————— 018
免疫治疗学说的发展 ———————————— 021
癌症免疫疗法的发展 ———————————— 024

3 免疫治疗有哪些 ———————————— 037
PD-1/PD-L1 抑制药 ———————————— 040
CAR-T 治疗在肺癌中的应用 ———————————— 047
胸腺肽类药物在肺癌治疗中的应用 ———————————— 056
TIGIT 抑制药在肺癌治疗中的应用 ———————————— 061

4 免疫治疗的适应和禁忌 ... 063
肺癌免疫治疗的适应证和禁忌证 ... 064
免疫治疗适用条件 ... 064
谁最不适合免疫治疗 ... 067

5 免疫治疗的联合治疗 ... 071
肺癌免疫治疗联合其他方案 ... 072
联合放疗 ... 076
联合化疗 ... 079
联合手术治疗 ... 081
联合其他治疗方案 ... 083

6 免疫治疗的不良事件 ... 091
肺癌免疫治疗的相关不良事件 ... 092
常见免疫治疗的不良事件 ... 096
齐心协力，共渡难关 ... 115

7 免疫治疗与临床试验 —— 117

临床试验的历史 —— 118

临床试验的开展和意义 —— 121

临床试验的分类与分期 —— 122

临床试验的伦理 —— 126

为什么要参与临床试验 —— 129

我国临床研究的现状 —— 131

肺癌免疫治疗相关的临床试验 —— 132

8 免疫治疗新进展 —— 139

CAR-T 疗法：免疫治疗肺癌的里程碑 —— 140

TCR-T 细胞免疫治疗，是否为另一个 CAR-T —— 143

肿瘤浸润性淋巴细胞，是否为抗癌新武器 145

神奇的新抗原疫苗 —— 147

"万金油"胸腺肽 —— 148

未来，是否有望免除手术治疗 —— 150

9 肺癌免疫治疗的病例分享 153

免疫治疗救治晚期肺癌 154

免疫治疗救治肿瘤复发 156

免疫治疗攻克"最恶肺癌" 157

免疫治疗用于一线治疗失败 159

术前新辅助免疫治疗 161

免疫治疗救治罕见气管肿瘤 163

免疫治疗的并发症 164

免疫治疗的不良反应 166

免疫治疗的多学科会诊 167

附录 肺癌免疫治疗经典临床研究分享 169

免疫治疗方案及不良反应 170

免疫治疗经典临床研究分享 170

1

什么是免疫

人体的免疫防线与癌症

廖永德 / 华中科技大学同济医学院附属协和医院

张玉前 / 浙江大学医学院附属第一医院

刘佳聪 / 浙江大学医学院附属第一医院

免疫的概念和功能

免疫的相关定义

免疫，是指机体免疫系统识别自身与异己物质，并通过免疫应答排除进入人体的抗原物质（如病菌等）或人体本身所产生的损伤细胞和肿瘤细胞等，以维持机体生理平衡的功能。

- 免疫应答：是指免疫系统识别和清除"非己"物质的整个过程。
- 免疫系统：由免疫器官、免疫细胞和免疫活性物质组成。
  - 免疫器官：是免疫细胞生成、成熟或集中分布的场所，包括骨髓、胸腺、脾、淋巴结等。
  - 免疫细胞：是发挥免疫作用的细胞，包括吞噬细胞和淋巴细胞。
  - 免疫活性物质：是由免疫细胞或其他细胞产生的发挥免疫作用的物质，包括抗体、淋巴因子、溶菌酶等。

免疫的分类

可分为非特异性免疫和特异性免疫两种。

1 什么是免疫

- 非特异性免疫：又称先天性免疫或固有免疫，它是人一生下来就具有的能力，对各种入侵的病原微生物能快速反应，同时在特异性免疫的启动和效应过程中也起着重要作用。
- 特异性免疫：又称获得性免疫或适应性免疫，它是人体经后天感染（病愈或无症状的感染）或人工预防接种（菌苗、疫苗、类毒素、免疫球蛋白等）而使机体获得的抵抗感染能力。特异性免疫具有专一性，针对一种抗原所生成的免疫淋巴细胞（浆细胞）分泌的抗体，只能对同一种抗原发挥免疫功能，而对变异或其他抗原毫无作用。
  - ➢ 自动获得性免疫：一般免疫时间长，可待终身，如麻疹、天花等。
    - 自然获得：如被天花病毒感染发病的人，一般不会再次感染。
    - 人工获得：如种牛痘免疫天花。
  - ➢ 被动获得性免疫：免疫时间短。
    - 自然获得：如婴儿在母体胎盘或初乳中获得的免疫。
    - 人工获得：如注射具有免疫力的免疫血清（如治疗蛇毒时注射的血清蛋白）获得的免疫。

人体的三道防线

- 第一道防线：是由皮肤和黏膜构成，它们不仅能够阻挡病原体侵入人体，而且它们的分泌物（如乳酸、脂肪酸、胃酸和酶等）还有杀菌的作用。呼吸道黏膜上有纤毛，可以清除异物。
- 第二道防线：是体液中的杀菌物质和吞噬细胞。

前两道防线是人类在进化过程中逐渐建立起来的天然防御功能，特点是人生来就有，不针对某一种特定的病原体，对多种病原体都有防御作用，因此叫作非特异性免疫。多数情况下，这两道防线可以防止病原体对机体的侵袭。

- 第三道防线：是特异性免疫，主要由免疫器官和免疫细胞（淋巴细胞）组成，其中淋巴 B 细胞负责体液免疫；淋巴 T 细胞负责细胞免疫（细胞免疫最后往往也需要体液免疫来善后）。第三道防线是人体在出生以后逐渐建立起来的防御功能，特点是出生后才产生，只针对某一特定的病原体或异物起作用，因而叫作特异性免疫。

第一道和第二道防线，就好比杀毒软件本体，第三道防线就好比病毒/木马专杀软件。只有三道防线同时、完整、完好地发挥免疫作用，我们的身体健康才能更充分的得到保证。

1 什么是免疫

免疫的功能

免疫功能是机体识别和清除外来入侵抗原及体内突变或衰老细胞并维持机体内环境稳定的功能的总称。

免疫是人体的一种生理功能，免疫的生理功能具体表现以下几个方面。

- 免疫防御：防止外界病原体的入侵及清除已入侵病原体（如细菌、病毒、真菌、支原体、衣原体、寄生虫等）及其他有害物质。免疫防御功能过低或缺如，可发生免疫缺陷病；但若应答过强或持续时间过长，则在清除病原体的同时，也可导致机体的组织损伤或功能异常，例如发生超敏反应等。

- 免疫监视：随时发现和清除体内出现的"非己"成分，如由基因突变而产生的肿瘤细胞及衰老、死亡细胞等。免疫监视功能低下，可能导致肿瘤的发生。

- 免疫自稳：指机体识别和清除自身衰老、死亡细胞，从而保持人体稳定的能力。通过自身免疫耐受和调节两种主要的机制来达到机体内环境的稳定。一般情况下，免疫系统对自身组织细胞不产生免疫应答，称为免疫耐受，赋予了免疫系统有区别"自己"和"非己"的能力。一旦免疫耐受被打破，免疫调节功能紊乱，会导致自身免疫性疾病和过敏性疾病的发生。

免疫与肿瘤发生

肿瘤免疫的基本模式

生理状态下，免疫系统的三大功能包括免疫防御、免疫监视和免疫自稳，其中免疫监视的对象就是体内转化的肿瘤细胞，机体的免疫系统能够识别和清除肿瘤细胞。机体抗肿瘤的免疫效应包括细胞免疫应答和体液免疫应答，两者共同参与抗肿瘤免疫效应。抗肿瘤免疫功能主要由细胞免疫介导，发挥免疫效应的细胞主要包括T细胞、NK细胞、巨噬细胞等，而抗体参与的体液免疫并不起抗肿瘤免疫的主要成分，仅在某些情况下起协同作用，有时甚至能促进肿瘤的生长。机体的免疫系统对肿瘤抗原免疫原性不同的肿瘤所产生的免疫效应机制也不完全相同，对于大多数免疫原性强的肿瘤，特异性免疫应答是重要环节，而对免疫原性较弱的肿瘤，非特异性免疫应答更显重要。由于肿瘤是一种全身性疾病，因此机体抗肿瘤的免疫应答不但取决于肿瘤的免疫原性和宿主的免疫功能，还应考虑其他因素的影响，如肿瘤微环境的影响等。

病理生理情况下，正常体细胞在理化因素、生物因素或自身性因素的诱发下，细胞内某些基因发生突变、染色体断裂或者重排，从而导致细胞表达出能够被机体免疫系统识别的细胞表面抗原，进而实现后续的免疫应答、免疫杀伤等效应环节，从而保证机体内早期发生恶变的单个细胞能够被及时清除，维持稳态。

抗肿瘤免疫的过程是一个以细胞免疫为主，体液免疫为辅的复杂过程。参与抗肿瘤免疫的 T 细胞亚群主要以 CD8$^+$T 细胞和 CD4$^+$T 细胞为主，此外还有 NKT 细胞、NK 细胞等，它们参与直接杀伤、免疫调节及抗原提呈等多个作用阶段。而体液免疫可以依靠抗体依赖细胞介导的细胞毒作用、补体依赖的细胞毒作用、免疫调理作用等协同细胞免疫，作为肿瘤细胞清除的补充。体液免疫在肿瘤免疫中具有双重作用，既可通过以上机制发挥其抗肿瘤作用，又在有些情况下具有促进肿瘤生长的作用。例如，某些肿瘤特异性抗体具有封闭抗体的作用，能与肿瘤细胞表面的肿瘤抗原结合而影响特异性细胞免疫应答对肿瘤细胞的识别与攻击，有利于肿瘤细胞的继续生长。

机体的免疫系统与肿瘤之间的关系相当复杂，免疫系统能够识别和清除肿瘤细胞，但有时也能促进肿瘤的发生和发展。肿瘤免疫学家因此提出了肿瘤免疫编辑理论。肿瘤免疫编辑理论认为，肿瘤与免疫系统的相互作用主要可以分为三个阶段，免疫监视只是其中的第一阶段。第二阶段是免疫平衡阶段，肿瘤细胞能够通过不断地变异逃避免疫系统的杀伤。在这一阶段，免疫系统因为肿瘤细胞的变异无法完全清除肿瘤细胞，而肿瘤细胞也因为免疫系统的杀伤无法显著增殖，两者形成一个动态的平衡。第三阶段是免疫逃逸阶段，此时肿瘤细胞通过变异成功发展出了能够逃避免疫细胞杀伤的肿瘤细胞，该肿瘤细胞在免疫选择下不断克隆增殖，从而发展成为临床上可见的肿瘤。体内转化的肿瘤细胞绝大部分终止于第一阶段，少部分处于第二阶段，真正到了第三阶段的属于极少数的情况。但是临床上的肿瘤患者都是处于第三阶段，此时要治疗经过机体免疫系统选择压力下发展起来的肿瘤将非常困难。

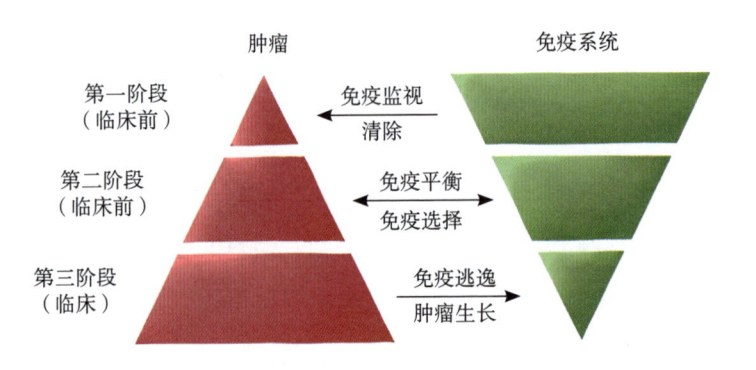

肿瘤与免疫系统相互作用的三个阶段

肿瘤的免疫逃逸机制

正常人体每天有 10^{14} 个细胞处于分裂中,其中有 $10^7\sim10^9$ 个细胞可发生突变,免疫系统通过免疫监视功能识别和清除这类突变的细胞,以维持机体的生理平衡和稳定。尽管机体存在免疫监视机制,但由于免疫监视作用有一定的限度,因此难以完全清除突变的细胞,机体肿瘤因此得以发生发展。如前所述,机体免疫系统能够产生抗肿瘤的免疫应答,但自然状态下,有时免疫系统不能有效地控制肿瘤的发生发展,即出现免疫逃逸:肿瘤细胞通过某种机制逃避免疫系统攻击,使机体不能产生有效的抗肿瘤免疫应答。肿瘤免疫逃逸的机制十分复杂,在肿瘤发生发展的不同阶段,发挥作用的主要机制可能各异。总体来说,可从肿瘤细胞本身因素及宿主免疫状态两方面来解释。

肿瘤的免疫逃逸机制复杂,涉及多个免疫应答环节。肿瘤细胞之间存在着免疫原性的差异,那些免疫原性较强的肿瘤细胞可以诱导有效的抗肿瘤免疫应答,易被机体消灭清除;而那些免疫原性相对弱的肿瘤细胞则能逃脱免疫系统的监视而选择性地增殖,这一过程称为免疫选择。经过不断的选择,肿瘤的免疫原性越来越弱。宿主对肿瘤抗原的免疫应答导致肿瘤细胞表面抗原减少、减弱或消失，从而使免疫系统不能识别，此过程称为抗原调变作用。免疫选择使免疫原性相对弱的肿瘤能逃脱免疫系统的监视而选择性地增殖，抗原调变使免疫系统不能识别免疫应答中减弱或消失的肿瘤细胞表面的抗原。

免疫逃逸中最主要的机制为肿瘤细胞表面抗原封闭或覆盖可影响对肿瘤的免疫识别与攻击。肿瘤细胞表面抗原被某些物质覆盖的现象称为抗原覆盖。由于肿瘤细胞可表达高水平的包括唾液酸在内的黏多糖或其他肿瘤激活的凝聚系统，这些成分覆盖肿瘤抗原，可以干扰免疫效应细胞的识别与攻击。例如有些人的胶质细胞瘤可合成并分泌糖蛋白，这类糖蛋白分布于肿瘤细胞表面，可阻止细胞毒性 T 细胞对肿瘤细胞的识别与杀伤。血清中存在的封闭因子可封闭肿瘤细胞表面的抗原表位或效应细胞的抗原识别受体，从而使肿瘤细胞不易被机体免疫系统识别，逃避淋巴细胞的攻击。封闭因子的本质可能是封闭抗体、可溶性抗原或抗原 – 抗体复合物。除此以外，细胞毒性 T 细胞识别障碍使其不能有效杀伤肿瘤细胞，共刺激因子的缺乏导致细胞毒性 T 细胞不能有效激活等机制，同样导致了免疫逃逸的发生。

免疫与肿瘤治疗

肿瘤免疫治疗是指通过调动宿主的免疫防御机制或给予某些生物活性物质以取得或者增强抗肿瘤免疫效应的治疗方法的总称，大体可以分为主动免疫治疗和被动免疫治疗。

用经过处理的肿瘤细胞或细胞提取物制备的疫苗或基因工程疫苗进行免疫接种，激发或增强肿瘤患者的特异性抗肿瘤免疫应答，可阻止肿瘤生长、扩散和复发，称为肿瘤主动特异性免疫治疗。其中最重要的是肿瘤细胞型疫苗。肿瘤细胞型疫苗是将肿瘤细胞灭活后制备成的治疗肿瘤的疫苗，是一种研究最多、使用时间最长的肿瘤疫苗，其优越性在于自体肿瘤细胞包含所有肿瘤抗原。20世纪90年代初，研究者用病毒处理自体或异体肿瘤细胞疫苗，在临床上取得一定效果，病毒在其中起到了较好的佐剂效应。通过基因修饰增强肿瘤细胞的免疫原性或提高其免疫刺激功能是增强此类肿瘤疫苗治疗效果的一种新的思路。常用于转导的基因包括细胞因子及其受体基因、共刺激分子基因、*HLA*基因等。另一策略是去除肿瘤的免疫抑制机制，提高免疫效果。例如，应用*IL-2*基因和*TGF-β*反义基因联合导入的肿瘤疫苗能有效激活免疫系统和抑制肿瘤生长。还可采用DC与肿瘤细胞体外融合，相当于多基因转导，形成 DC – 肿瘤细胞嵌合体，回输体内，可弥补肿瘤细胞的抗原提呈功能的缺陷，补充了共刺激分子，在动物体内可诱导产生较强的抗肿瘤免疫反应。除此之外，肿瘤疫苗还包括肿瘤亚细胞疫苗、分子肿瘤疫苗和基因肿瘤疫苗等类型。

肿瘤的被动免疫治疗方法多种多样，是目前肿瘤免疫治疗研究的主要领域，包括了针对免疫检查点的特异性抑制、过继性细胞免疫治疗、免疫基因治疗、免疫毒素治疗、细胞因子疗法等方式。

近几年研发的靶向肿瘤患者免疫检查点的抗细胞毒性 T 淋巴细胞相关抗原 –4（CTLA-4）、程序性细胞死亡受体 1（PD-1）、程序性细胞死亡蛋白配体 1（PD-L1）等单抗最开始由于对黑色素瘤等恶性肿瘤的免疫治疗效果受到广泛关注。调节性 T 细胞（T-reg）是免疫学研究的重点和热点，T-reg 在肿瘤中的重要作用也越来越受到重视，基于 T-reg 的肿瘤治疗新策略引起了研究者越来越多的兴趣。肿瘤患者体内 T-reg 明显增加，成为肿瘤免疫逃逸和抗肿瘤免疫治疗效果不佳的重要原因之一。因此，减少患者体内 T-reg 数量或干预其功能在抗肿瘤免疫治疗方面可能有重要的意义。基于 T-reg 的肿瘤免疫治疗的主要策略有：一是剔除 T-reg，如用抗 D25 单克隆抗体剔除体内的 $CD4^+CD25^+$T-reg，

可促进 $CD8^+T$ 细胞对黑色素瘤细胞的特异性杀伤作用；二是阻断 T-reg 介导的免疫抑制功能，T-reg 细胞表面高表达免疫抑制性配体，如 CTLA-4、PD-L1 和糖皮质激素诱导的 TNF 受体（GITR）。抗 CTLA-4 单克隆抗体已成功应用于临床，而目前研究最为火热的阻断 PD-L1/PD-1 通路疗法也已经广泛应用于临床，用于多种实体性肿瘤的治疗。通过人为给患者输注靶向结合 PD-L1/PD-1 的抗体，使得原本经过 PD-L1 与 PD-1 结合被抑制的 T 细胞重新获得识别肿瘤细胞的能力，从而继续杀伤肿瘤细胞。

除此以外，过继性细胞免疫治疗 [如嵌合抗原受体修饰的 T 细胞（CAR-T）过继免疫疗法] 在血液系统肿瘤及实体瘤中都取得了不错的效果，免疫基因治疗也可以通过基因编辑技术有目的地调控免疫基因的表达，有效激发抗肿瘤效应。

人体的免疫系统的功能包括免疫防御、免疫监视和免疫自稳，其中免疫监视的对象主要就是体内转化的肿瘤细胞，该过程中的核心要素就是肿瘤抗原。肿瘤抗原是指细胞在癌变过程中出现的新抗原及过度表达的抗原物质，在肿瘤的发生、发展和诱导机体抗瘤免疫效应中发挥重要作用。机体抗肿瘤免疫的机制包括细胞免疫和体液免疫两个方面，它们相互协作，共同杀伤肿瘤细胞。

细胞免疫是抗肿瘤免疫的主要机制，体液免疫通常仅在某些情况下起协同作用。肿瘤细胞可以通过多种机制逃避免疫应答的监视，包括免疫选择及其本身抗原调变，细胞表面 MHC 分子、共刺激分子、Fas 分子表达改变，诱导 T 细胞信号转导缺陷，抗原提呈功能障碍，分泌免疫抑制性物质，以及调节性 T 细胞、肿瘤相关巨噬细胞、髓系来源抑制性细胞等的负向免疫调控作用等。肿瘤免疫治疗的基本思路是，通过相关的技术方法调动宿主免疫系统的抗肿瘤免疫应答能力，消灭已经形成的肿瘤细胞或抑制其进一步生长与转移。肿瘤免疫治疗包括主动特异性免疫治疗和被动免疫治疗，前者以各种肿瘤疫苗为代表，后者包括以抗体为基础的免疫疗法、细胞因子疗法及 T 细胞过继免疫疗法等。随着免疫相关理论研究的逐渐深入与免疫治疗临床研究的常规开展，未来的免疫治疗可能为肿瘤治疗带来更多希望。

2

免疫治疗发现史

第四种抗癌疗法的诞生

魏 立 / 河南省人民医院

陈求名 / 浙江大学医学院附属第一医院

柯 磊 / 浙江大学医学院附属第一医院

免疫治疗的前世今生

在人类漫长的疾病史中，很多疾病随着技术的不断发展被攻克，但是也有很多疾病随着时间推移渐渐成为人类的健康杀手。而癌症，就是人类健康最可怕的杀手之一。

在人类和癌症相杀的过程中，治疗手段也经历了数次革命——从手术到放化疗，从放化疗到分子靶向药，从分子靶向药到如今的细胞免疫治疗。人类有史记载的第 1 例癌症手术当属 1809 年美国人通过手术的方式切除卵巢肿瘤，如今手术治疗已成为早中期癌症的主要治疗手段；随后的 1895 年，X 线和镭 -223 被用于治疗癌症，打开了放疗的大门；20 世纪 40 年代，美国人首次用氮芥治疗淋巴瘤的临床试验成功，这才昭示着化疗正式迈上历史舞台；1953 年，沃森和克里克发现 DNA 双螺旋结构，标志着人类对于癌症的研究进入了基因时代，而由此带来的便是癌症治疗的第三次革命，即靶向药物的诞生。伴随着分子靶向药的诞生，癌症治疗的另一个问题——耐药又开始不断地突显出来。从细胞到分子，人们对于癌症的了解不断深入，治疗的观念也在不断地改变，由此推动的便是人们对于癌症治疗手段的不断革新。然而，越是深入了解，医疗研究人员便越是发现传统药物治疗癌症有着不可跨越的壁垒——传统分子类药物在面对狡猾的癌细胞时显得弱小而无助。手术使得人类早期癌症的治愈率攀升到了一个新的台阶，而传统的放化疗和靶向药物无法带领人们战胜中晚期癌症时，人们开始将目光转向人体内的天然抗癌战士，即免疫细胞。由此，人类和癌症的战争进入到了另一个层面——免疫治疗。

在肿瘤治疗的历史上，免疫治疗早已萌芽，但是由于机制复杂、研究进展缓慢，直到20世纪90年代才初见曙光、有所突破。肿瘤免疫治疗是通过激发或调动机体的免疫系统，增强肿瘤微环境的抗肿瘤免疫力，从而控制和杀伤肿瘤细胞。与传统的治疗方式不同，它并不直接针对肿瘤，而是动员人体自身免疫系统参与攻击。肿瘤免疫治疗主要包括免疫检查点抑制药、过继性细胞转移疗法、肿瘤特异性疫苗和小分子免疫药物等。肿瘤免疫治疗有着特异高效、使机体免于伤害性治疗等优点，成为继手术、化疗和放疗之后的第四种有效治疗肿瘤的方法。尤其是以细胞毒性T淋巴细胞相关抗原–4（CTLA-4）或程序性细胞死亡受体1（PD-1）途径为靶点的免疫检查点抑制药在治疗不同类型的癌症方面取得了令人瞩目的成功。

免疫治疗的起源

天花，是最古老也是死亡率最高的传染病之一，天花病毒几乎伴随了人类的整个生存史，东晋时期著名医学家、道学者葛洪所著《肘后备急方》就对这个人类的第一天敌做过详细介绍："比岁有病时行，仍发疮头面及身，须臾周匝，状如火疮，皆戴白浆，随决随生，不即治，剧者多死。"这说明在东晋时期，天花已经成为严重威胁人类生命的恶疾之一，其"随决随生""剧者多死"的恐怖形象已经深入人心。而且在书中，葛洪还对"天花"的起源进行了追溯，他认为天花起自东汉光武帝建武年间，这是中国乃至世界历史上对天花病毒的最早记载。公元9世纪时，欧洲天花流行甚为猖獗，在日耳曼军队入侵法国时，士兵感染天花，统率者竟下令采取杀死一切患者的残忍手段以防止其传播，但结果是天花照样流行。印度则采取信奉"天花女神"的迷信办法，自然也无济于事。但与此同时的中国境内，以"种痘法"进行预防和抵御天花病毒的案例已经产生。由此可见，在西方面对天花病毒毫无办法的时候，中国的医者已经研究出较有成效的"种痘预防免疫法"以防疫天花病毒。中国境内对"种痘法"的成熟和成功，也很快吸引了国外对该种技术的渴望。清初学者俞正燮所著的《癸巳存

2 免疫治疗发现史

稿》记载："康熙时，俄罗斯遣人至中国学痘医。"自此，这项在医学界上最伟大的发明之一开始在全世界范围推广，并挽救了无数人的性命。

1796 年，英国人爱德华·詹纳试种牛痘成功，这才逐渐取代了人痘接种法，并且一直沿用至今。詹纳观察到采集牛奶的女工易患牛痘，得过牛痘则不再得天花。基于这种观察，他将牛痘患者皮肤感染后形成的浓汁注射到一个 8 岁男孩的臂部，几天后，他给这个男孩接种了天花病毒，结果是男孩安然无恙。就此，詹纳发明了牛痘疫苗用于预防天花，从而开创了现代免疫学的时代。

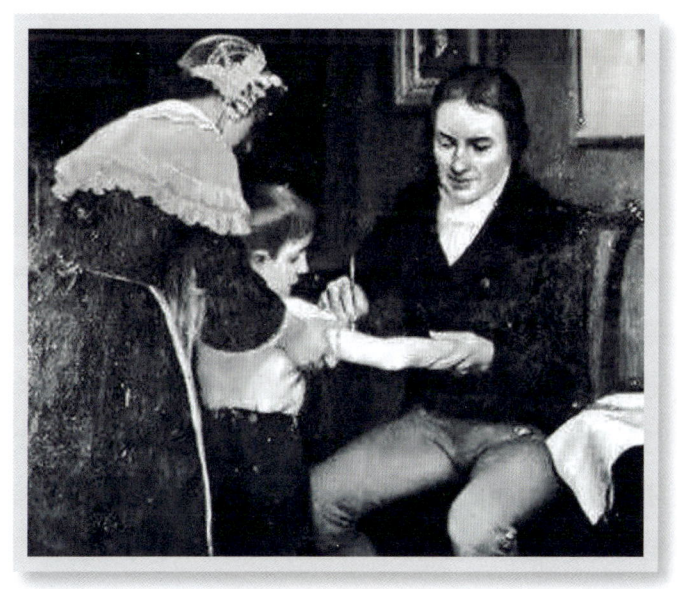

詹纳在为儿童注射牛痘

在这之后的岁月里，疫苗帮助人们战胜了恐怖的鼠疫、流感等，也让人们意识到，人体并不像想象的那么脆弱，因为其有着强大的免疫系统，以及开始思考它是否能够被运用在众病之王——癌症的治疗上。

我们的免疫系统如此强大，是否可以在癌症治疗中发挥作用呢？

19世纪80年代初，一名恶性肉瘤患者在手术过程中不幸感染了化脓性链球菌。破船偏逢顶头风，在抗生素尚未被发现的当时，患者只能依靠自己的免疫系统。值得庆幸的是，患者经历几次高热的折磨后，奇迹发生了，不仅链球菌的感染出现缓解，连其反复发作的恶性肉瘤也神奇地消失了！

这起病例引起了威廉·科利的注意，受到启发的他萌生了利用链球菌感染治疗恶性肉瘤的想法，他在接下来的几年里开始尝试将灭活的链球菌和非致病性的黏质沙雷菌注射入患者瘤内，有半数患者的肿瘤经治疗后有了明显的消退。医学的历史往往都是由特殊的病例揭开，神奇自愈的患者不仅救活了自己，同时成就了威廉·科利"肿瘤免疫治疗之父"之名，而他也正式开启了人类肿瘤免疫治疗的篇章。威廉·科利的尝试开启了癌症免疫疗法的大门，在历史上留下了浓墨重彩的一笔。

2 免疫治疗发现史

免疫治疗学说的发展

20世纪初,德国药物学家保罗·埃利希提出了侧链理论,即在细胞膜表面为了摄取营养而存在着各种受体,毒素一旦与这些受体中的某一个偶然结合,则会刺激细胞,使细胞过多复制并向体液中释放游离物质,这些物质即为抗毒素。该学说为人类勾勒出了抗原抗体的雏形,如今的免疫治疗治疗理念都源于此。1908年,埃利希与创立了细胞吞噬学说(吞噬学说对于炎症的研究有着重要意义)的俄国科学家梅契尼柯夫登上了科学界最顶尖奖项——诺贝尔奖的领奖台,一起摘得了诺贝尔生理学或医学奖。由此,人类关于免疫学科的理论框架终于

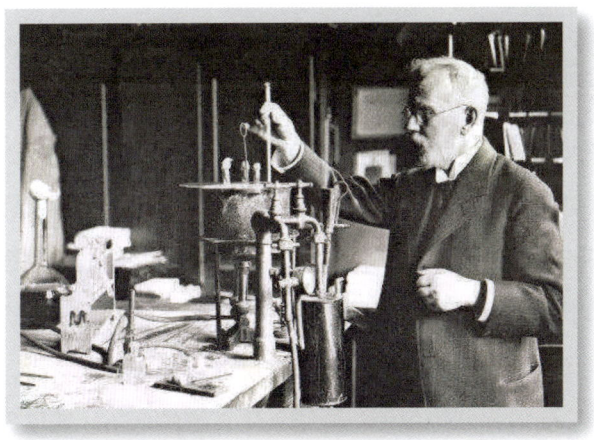

1908年诺贝尔生理学或医学奖获得者之一保罗·埃利希

成功建立。

　　此后，免疫疗法迎来了长达半个世纪的沉寂。直至伯内特提出"免疫监视"学说。该理论认为，免疫系统具有完备的监视功能，能够区分"自己"和"非己"，肿瘤中存在肿瘤抗原，能够被淋巴细胞视为"非己"而清除，这就表明了肿瘤免疫治疗的合理性。打个简单的比方：免疫系统好似守护我们人体的军队，外界的细菌和病毒如同外来入侵的敌人，机体内部的细胞可突变为肿瘤，如同内部破坏者，军队可以识别外来敌人和内部"叛徒"，并且抵御外敌和镇压内乱，所以免疫系统可以起到对外御敌，对内维稳的作用。因此，肿瘤免疫监视学说一直被认为是癌症免疫治疗和免疫预防的理论基础。

　　接下来的岁月里，免疫治疗经历了漫长而曲折的发展。在裸鼠身上进行的一系列试验给了免疫监视学说沉重一击：人们在免疫缺陷动物——缺乏免疫反应的裸鼠身上接种了肿瘤细胞，这些裸鼠被认为丧失了正常的免疫功能。如果免疫监视学说成立，那么接种于裸鼠的肿瘤细胞应该表现出比接种于正常小鼠的肿瘤细胞更强的增殖能力。然而实验结果却并不理想。随后斯图曼也用实验"证明"裸鼠免疫系统与肿瘤发生无关，这个"证明"使得肿瘤的免疫疗法陷入了真正的低谷：如果免疫系统和肿瘤发生无关，那么这个疗法将被完全搁置。来自理论的危机使得坚信免疫疗法的前路蒙上了一层厚厚的阴霾。但是，每逢穷困之际，事情总会有一丝转机。NK 细胞（NK 细胞是机体重要的免疫细胞，不仅与抗肿瘤、抗病毒感染和免疫调节有关，而且在某些情况下参与超敏反应和自身免疫性疾病的发生）的发现重燃起了科学家对于免疫治疗的激情，人们发现斯图曼实验中的缺陷，并通过更加完善的实验证明了免疫监视学说。之后，罗森伯格在临床试验中利用白细胞介素 -2（一种细胞因子，有免疫调节功能，可以激活与调节免疫细胞）治愈了黑色素瘤患者，表明免疫系统确实可以遏制肿瘤发展，而在其后，罗森伯格又开创了 LAK 细胞（淋巴因子诱导杀伤细胞）疗法和 TIL 细胞（肿瘤浸润淋巴细胞）疗法，同时证明了免疫系统在癌症治疗中占据着不可撼动的作用。

在 2002 年，希雷伯发表了免疫编辑理论，将癌症的发生发展分为免疫清除、免疫平衡和免疫逃逸三个阶段。免疫清除，就是肿瘤细胞可以被机体的免疫系统识别并且杀灭，而一些变异的肿瘤细胞逃过了"清除作用"，与免疫系统进入了免疫平衡状态，这时候的肿瘤细胞抗原性减弱，即被免疫系统识别的能力减弱，不会轻易被清除，但也会被免疫系统所"压制"而不能肆无忌惮地生长。在免疫系统的压力下，肿瘤细胞可能会发现基因的变化，进入"逃逸"阶段，不仅能让体内免疫系统失去识别它的能力，并且能释放一些小分子反过来抑制免疫，到这个阶段，免疫系统的抗肿瘤机制已全面崩溃，肿瘤生长完全失控并广泛转移，免疫编辑的终点也就是机体的死亡。免疫编辑理论为癌症的免疫治疗提供了坚实的理论基础。

癌症免疫疗法的发展

癌症免疫疗法，顾名思义，是通过增强自身免疫功能以清除肿瘤细胞的技术。在漫长的演进过程中，癌症免疫疗法也衍生出了不同的分支，广义上可分为四个主要类别，即非特异性免疫增强剂、疫苗、过继疗法和免疫检查点抑制药。

非特异性免疫增强剂

非特异性免疫增强剂并不专一性地针对肿瘤细胞，而是通过整体上调机体的免疫功能来获得对癌症更好的作用效果。作为最早的癌症免疫疗法，非特异性免疫增强剂早在 20 世纪 90 年代便被应用于临床。最为常见的非特异性免疫增强剂包括白介素和干扰素等。由于人体

2 免疫治疗发现史

免疫系统扮演着识别"敌我"的功能，非特异性地上调其功能往往会造成对机体的误伤，从而产生较为严重的不良反应，如流感样症状、皮疹、白细胞减少等，因此非特异性免疫增强剂的使用受到了局限，其在更多的情况下作为辅助用药与其他免疫疗法或化疗联合应用。

勇于尝试、敢于实践的科学家们早期利用IL-2，在患者体外大规模扩增外周血中的淋巴细胞并回输给患者，这就是最初的肿瘤免疫治疗，即淋巴因子激活的杀伤细胞。但这种方法，对大部分患者似乎没有疗效且不良反应大。

20世纪90年代，斯坦福大学的欧文·韦斯曼教授等又陆续加入IL-2、CD3抗体等多种细胞因子，把它们颠来倒去地排列组合，用于刺激淋巴细胞，是为细胞因子诱导的杀伤细胞（CIK）。此后，科学家又开发了其他的配方，培养出DC、NK、NKT细胞，并且互相排列组合，产生了DC-CIK、CIK与NK交替等CIK技术的"变种"。这一大类肿瘤免疫治疗的安全性不错，无明显的不良反应，但目前没有任何一项前瞻性、双盲、随机、对照试验证实它能真正延长患者的生存时间。

癌症疫苗

自从1796年英国医生爱德华·詹纳运用牛痘疫苗

预防天花以来，疫苗就成为人类与疾病斗争的有力武器之一。癌症疫苗，是通过利用肿瘤细胞相关抗原，来唤醒人体针对癌症的免疫系统。目前经美国食品药品管理局（FDA）批准用于癌症治疗的疫苗共有四种，分别是用于预防宫颈癌的Gardasil（默沙东产品）与Cervarix（葛兰素史克产品）、用于预防肝癌的乙肝疫苗和用于治疗晚期前列腺癌的Provenge。

人乳头瘤病毒HPV被认为是90%以上的宫颈癌的诱因，其中高致病性的16、18、31、33、45、52、58七类亚型都可通过接种九价HPV疫苗进行预防。同样，在中国90%以上的原发性肝癌患者均为HBsAg阳性的乙肝患者，通过接种乙肝疫苗可大大降低罹患肝癌的概率。

与通过预防癌症相关病毒感染而"曲线救国"的预防性癌症疫苗不同，由Dendreon公司开发的治疗性癌症疫苗Provenge可以称得上是第一款真正意义上的癌症疫苗，用于已经被诊断出来的前列腺癌。原理主要是将患者体内的树突状细胞分离出，在体外对其进行改造成能识别前列腺癌细胞表面抗原的特殊细胞，再将其重新回输至患者体内，为T细胞识别和消灭前列腺癌细胞提供帮助。

除常规疫苗外，还有另辟蹊径的溶瘤病毒疫苗，是将溶瘤病毒经基因改造后特异性感染肿瘤细胞，靶标涵盖了从癌基因、癌蛋白到癌症发展过程中上皮间质转化和血管生成等事件的相关分子。免疫疗法的联合治疗将是未来肿瘤治疗的主导方向，癌症疫苗无疑在这方面具有光明的前景。

免疫检查点抑制药

免疫检测点是指位于效应 T 细胞上的一些激活性和抑制性受体调节开关，使用激活性抗体可以启动该受体下游的功能（激活或者抑制），激活可以使得 T 细胞处于攻击状态，抑制可以使得 T 细胞处于安静状态。人体内有 100 万亿个种类各异的真核细胞，如何精准地调节 T 细胞的免疫攻击性能是一个受到多种机制调节的过程，其中免疫检测点是其中的一种调节机制。打个比方，免疫检查点就好像是一个关卡，告诉免疫系统是该继续"杀敌"，还是"下班休息"。肿瘤细胞正是利用了免疫检查点的指挥功能，让机体的免疫系统一直处于"下班休息"的状态，不能正常工作。免疫检查点抑制药正是通过抑制肿瘤细胞发出的"下班休息"的信号，恢复免疫系统的正常工作，进而对肿瘤细胞发动进攻。

第一个被应用于医疗实践的免疫检测点是 CTLA-4，由美国学者詹姆斯·艾利森发现并花了 10 年左右证实其功能。20 世纪末，一种在 T 细胞表面表达的神秘蛋白受体 CTLA-4 受到科学家的广泛关注。CTLA-4 在 T 细胞的免疫活动中到底发挥什么作用？1994 年，杰弗里·布鲁斯通团队率先掀开了谜团，他们用抗体阻断了 CTLA-4 通路。结果发现，T 细胞的增殖居然增强了！免疫反应也显著增强。也就是说，CTLA-4 通路的作用是抑制免疫反应。这个结果在 1995 年再次得到了验证，科学家发现：敲除了 *CTLA-4* 基因的小鼠会出现严重的自身免疫反应。CTLA-4 免疫通路的免疫抑制功能显然是把"双刃剑"，CTLA-4 通路抑制 T 细胞激活的后果是，一方面能够调节 T 细胞激活的程度，避免自身免疫疾病的发生，另一方面又会让病原体或癌细胞等坏家伙有可乘之机。事实上，肿瘤的发生发展的确与 T 细胞激活不足有关系。那么，如果 CTLA-4 这个刹车系统被抑制，T 细胞能否重新振作去猎杀癌细胞呢？痴迷于 T 细胞研究的詹姆斯·艾利森教授当然不会错过这个灵感。1994 年 12 月，艾利森就和他实验室的博士后开始了小鼠实验，注射癌细胞形成肿瘤后，一组小鼠用 CTLA-4 单克隆抗体进行治疗，一组用安慰剂。艾利森预想 CTLA-4 单抗应该能让肿瘤的生长稍微减慢一些，但结果肿瘤居然消失了！而且，接受过治疗的小鼠似乎对癌细胞产生了"抗性"，这表明阻断 CTLA-4 的疗法具有长效作用。

1996年，他的团队在《科学》期刊上发表论文，率先在小鼠中证明，使用CTLA-4抑制药可以增强小鼠免疫反应，抑制肿瘤的发生发展。这个开天辟地的论文立刻在学术界引起了轰动。历经艰难险阻后，CTLA-4药物终于被开发出来，并且试验证明该药物疗效更佳。美国FDA于2011年批准了Ipilimumab用于治疗无法手术切除的或转移性的黑色素瘤，历史上首个癌症免疫检查点抑制药由此诞生。首个免疫检查点抑制药的上市使得针对免疫检查点分子的新型免疫疗法席卷全球，癌症的免疫治疗至此迈入了新纪元。

第二个被发现的该类分子是PD-1/PD-L1。PD-1/PD-L1检查点抑制药的发现则显得更加波澜起伏。1992年，日本科学家本庶佑在研究某些细胞的凋亡时建立了这些细胞RNA和蛋白质的基因库，并鉴定了PD-1的cDNA。但当时因为有更热门的免疫蛋白CTLA-4、CD86和CD80的存在，所以当时PD-1并没有引起重视。为鉴定PD-1的配体，曾有研究者在1993年时首先合成了能与PD-1配体结合的PD-1融合蛋白（PD-1-Ig），想通过克隆PD-1-Ig融合蛋白的策略分离配体的cDNA，但均未获得理想的结果。直到1999年，陈列平教授首先发现了B7家族的第三个成员B7-H1（即PD-L1），但当时陈教授并未发现与之结合的PD-1，因此并没有发现 PD-1/PD-L1 通路的作用。虽然早已发现 PD-1，但由于各种原因，从发现到正式开始研究历经了将近 10 年。2000 年，本庶佑和戈登·弗雷曼等在哈佛大学鉴定了新的 B7 分子（克隆 129），并发现了其与 PD-1 的相互作用。PD-1 与克隆 129 的结合可抑制抗 CD3 抗体刺激后的 T 细胞增殖和细胞因子分泌，随后克隆 129 的名称被改为 PD-L1，用于表示 PD-1 的配体 1。本庶佑等还进一步确定了另一种配体 PD-L2。PD-L1 的鉴定将 PD-1 作为其第三成员添加到 CD28 家族的列表中。PD-1/PD-L1 掀起了肿瘤治疗领域的新篇章。2003 年，陈列平教授率先将 PD-L1 抗体引入肿瘤的治疗，并报道称阻断 PD-L1 治愈了 60% 的荷瘤小鼠。2006 年，

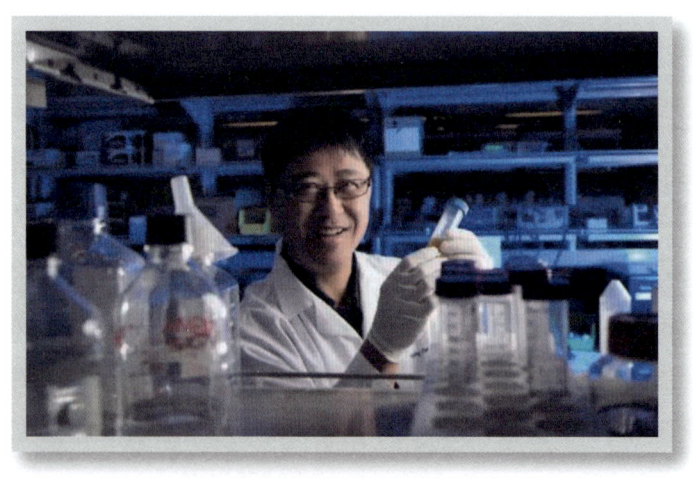

PD-L1 蛋白的发现者陈列平教授（引自 Bing）

2 免疫治疗发现史

他在约翰斯·霍普金斯医院发起并帮助组织了第一个使用 PD-1/PD-L1 抗体治疗的临床试验，由此掀开了肿瘤免疫治疗历史的新篇章。陈列平教授遗憾地与诺贝尔奖失之交臂，但他对于免疫治疗的贡献却是不能磨灭的。

开始研究此通路到药物的出现又是一个漫长的旅程。对 PD-1 抗体（纳武利尤单抗）的首个临床研究始于 2006 年。2011 年。另一个免疫治疗抗癌神药（帕博利珠单抗）也开始进行临床试验。2012 年，《新英格兰医学杂志》(The New England Journal of Medicine)发表了纳武利尤单抗 I 期临床试验数据，其入组了 296 名罹患不同类型肿瘤的患者，接受纳武利尤单抗的治疗后展现出广谱抗癌性。在该研究中，非小细胞肺癌（non-small cell lung carcinoma，NSCLC）患者的缓解率为 18%，黑

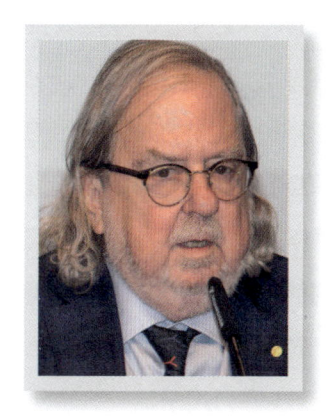

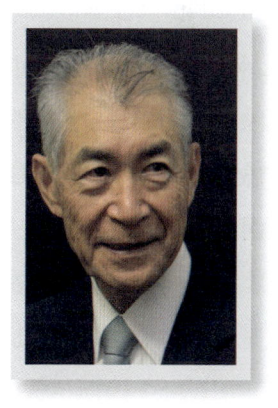

2018 年诺贝尔生理学或医学奖获得者詹姆斯·艾利森（左）和本庶佑（右）

色素瘤患者与肾癌患者的化解率分别是28%与27%。更关键的是，部分患者缓解持续达1年以上。《新英格兰医学杂志》指出，这是过去30多年来免疫疗法交出的最好成绩。2013年,《科学》杂志将免疫疗法列为当年科学的十大突破之一，标志着癌症治疗方法的彻底转变。PD-1作为免疫疗法中的主力军，在癌症治疗领域备受瞩目，一时间名声大噪，成为整个医学界和全球肿瘤患者关注的焦点。

直到2014年7月，纳武利尤单抗（Opdivo）才出现在人们的视野，这是PD-1抑制药首次被批准用于临床。同年12月，纳武利尤单抗获FDA批准用于晚期黑色素瘤患者。2015年3月，FDA批准纳武利尤单抗用于治疗鳞状细胞肺癌。而FDA批准的首个PD-1抑制药却是帕博利珠单抗（可瑞达），该药于2014年9月获FDA批准用于治疗不可切除或转移的黑色素瘤。PD-1两大抗体的应用让肿瘤免疫疗法彻底成为热劲十足的研发热点。自此，各种PD-1/PD-L1抑制药开始陆续进入使用。

2018年6月15日，纳武利尤单抗正式获得我国国家药品监督管理局批准，成为第一个在中国上市的PD-1/PD-L1药物，获批的适应证为用于治疗表皮生长因子受体（EGFR）基因突变阴性和间变性淋巴瘤激酶

（ALK）阴性、既往接受过含铂方案化疗后疾病进展或不可耐受的局部晚期或转移性非小细胞肺癌成人患者。

随后，PD-1/PD-L1 药物不断被开发并获批，用于多种不同类型肿瘤的治疗。PD-1/PD-L1 抑制药横扫各种肿瘤会议，会议报道了不少令人震惊的抗癌疗效，为众多肿瘤患者带来了新的希望。

过继疗法

过继疗法，即过继细胞疗法，如肿瘤浸润淋巴细胞（TIL）、细胞因子诱导的杀伤细胞（CIK）、嵌合抗原受体 T 细胞（CAR-T）。细胞疗法可能少有人知，但人们对于 2016 年令人痛心的魏则西事件应该都有所耳闻。

细胞免疫治疗总结来说已经经历四代技术。第一代技术是淋巴因子诱导的杀伤细胞，在体外用白细胞介素 –2 来诱导产生有杀死细胞作用的"免疫细胞"，并将这些细胞输回患者体内，该技术在 20 世纪 90 年代的美国比较流行，患者的存活时间会延长 1～2 个月，治疗后患者发热率高，后来大规模的临床试验证明该疗法无效，很快就被淘汰了。

第二代技术是细胞因子诱导的杀伤细胞，与第一代细胞疗法相似，主要的区别在于除了用白细胞介素 –2 来激活细胞外，还加上了其他的一些因子。美国发明 CIK

细胞技术以后在全世界得到广泛应用，但是到了中后期，该技术与之前的技术没有太大区别，没有大规模临床试验证明该技术有效。这项技术在美国上市时间为2000年，后来才慢慢引进国内。魏则西用的便是CIK细胞疗法，CIK来自于血液，识别肿瘤的能力有限（据估计血液里分离出的免疫细胞，有不到0.5%能识别肿瘤）。不能识别癌细胞的免疫细胞，对患者是无效的，所以最终造成了那起令人悲痛的事件。

第三代技术是树突状细胞－细胞因子诱导的杀伤细胞，比起上一代的CIK将免疫细胞输入患者体内，它还同时输入另一种细胞（"树突状细胞"）用来指导免疫细胞，以确定哪种细胞该杀。可惜的是，与CIK一样，没有大规模的临床试验证明这种疗法有效。

第四代是嵌合抗原受体T细胞，也就是CAR-T细胞技术，在2013—2014年有了突飞猛进的进步，美国对白血病和淋巴癌的临床试验结果看起来让人十分振奋。

CAR-T疗法是从癌症患者身上分离免疫T细胞，利用基因工程技术为T细胞引入一个能够识别肿瘤细胞且可以激活T细胞的嵌合体，接着在体外培养、大量扩增，然后将扩增好的CAR-T细胞回输到患者体内。实验室的技术人员通过基因工程技术，将T细胞激活，并装上定位导航装置CAR（肿瘤嵌合抗原受体），将T细胞这个普通"战士"改造成"超级战士",即 CAR-T 细胞,利用其"定位导航装置"CAR,专门识别体内肿瘤细胞,并通过免疫作用释放大量的多种效应因子,它们能高效地杀灭肿瘤细胞,从而达到治疗恶性肿瘤的目的。

宾夕法尼亚州科学家卡尔·琼教授是 CAR-T 细胞治疗的先驱,他使用第二代 CD19 CAR-T 细胞治愈了 7 岁的急性淋巴性白血病女孩艾米莉·怀特黑德。当时,艾米莉在经历过急性淋巴性白血病两次复发后,命悬一线。然而,她的父母并没有放弃,他们找到了宾夕法尼亚儿童医院,以寻求更好的治疗方法。幸运的是,他们了解到宾夕法尼亚大学开发的 CART-19 技术可能会带来希望,于是决定加入这项临床试验。艾米莉成为全球第一个接受试验性 CAR-T 细胞免疫治疗

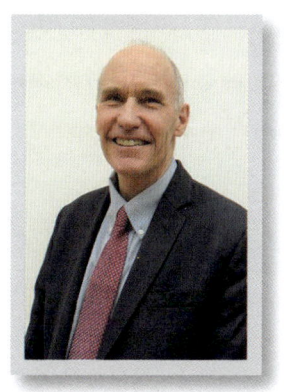

CAR-T 细胞治疗的先驱卡尔·琼教授

的儿童。艾米莉接受治疗后，一度出现了很严重的不良反应。幸运的是，医生找到了可以对症下药的降低免疫反应的药物，战胜了细胞因子风暴，她最终活了下来。治疗第 8 天，艾米莉终于醒来。更令人兴奋的是，检查结果显示，她体内的癌细胞已经彻底消失了。至今，她全身依然没有任何癌细胞。

2017 年，FDA 批准了 CAR-T 细胞治疗 Kymriah 和 Yescarta 上市，分别用于治疗复发性或难治性儿童、青少年 B 细胞前体急性淋巴性白血病（25 岁以下患者）和治疗在接受至少 2 种其他治疗方案后无响应或复发的特定类型的大 B 细胞淋巴瘤成人患者。人类正式进入 CAR-T 细胞治疗的新时代。

免疫疗法，是目前发现的最有希望攻克癌症的杀手锏，它已经由萌芽成长为参天大树，向人们展示它强大的生命力。从晚期肺癌，到晚期乳腺癌、宫颈癌和肾癌，免疫疗法正在不断改变癌症治疗的格局，相信免疫疗法最终会为每一位癌症患者遮风挡雨。

3

免疫治疗有哪些

知己知彼，百战不殆

刘俊峰 / 河北医科大学第四医院

孟　迪 / 浙江大学医学院附属第一医院

唐慕虎 / 浙江大学医学院附属第一医院

2018年国庆第一天，当我们正沉浸在节日的欢愉中时，瑞典卡罗琳斯卡医学院在斯德哥尔摩宣布，将2018年诺贝尔生理学或医学奖授予美国科学家詹姆斯·艾利森和日本科学家本庶佑，以表彰他们发现了抑制免疫负调节的癌症疗法——"免疫检查点疗法"。那么，这个发现有多重要，能够让他们获得此殊荣呢？

正常情况下，我们的免疫系统就像体内保安一样，可监察、识别并清除"坏人"（肿瘤细胞），但肿瘤细胞也很狡猾，有多种方法逃避免疫系统监视，最终导致肿瘤的发生和发展。免疫治疗即针对肿瘤"逃避路线"的各个环节进行干预治疗。自20世纪90年代问世以来，免疫治疗已在癌症治疗领域取得了突破性进展，随着数十年的发展，目前已有多种免疫治疗方案可用于肺癌治疗。

肺癌免疫治疗包括免疫检查点抑制药（PD-1/PD-L1抑制药、TIGIT抑制药等）、细胞治疗（NK、CIK、CAR-T等）、免疫系统调节剂（IL-2、INF等）、肿瘤疫苗和其他（胸腺肽等）。

在众多免疫治疗方法中，开展最多的是免疫检查点抑制药，我国自2018年起也批准多种免疫检查点抑制药上市。本章将重点介绍一些常见的免疫治疗方式。

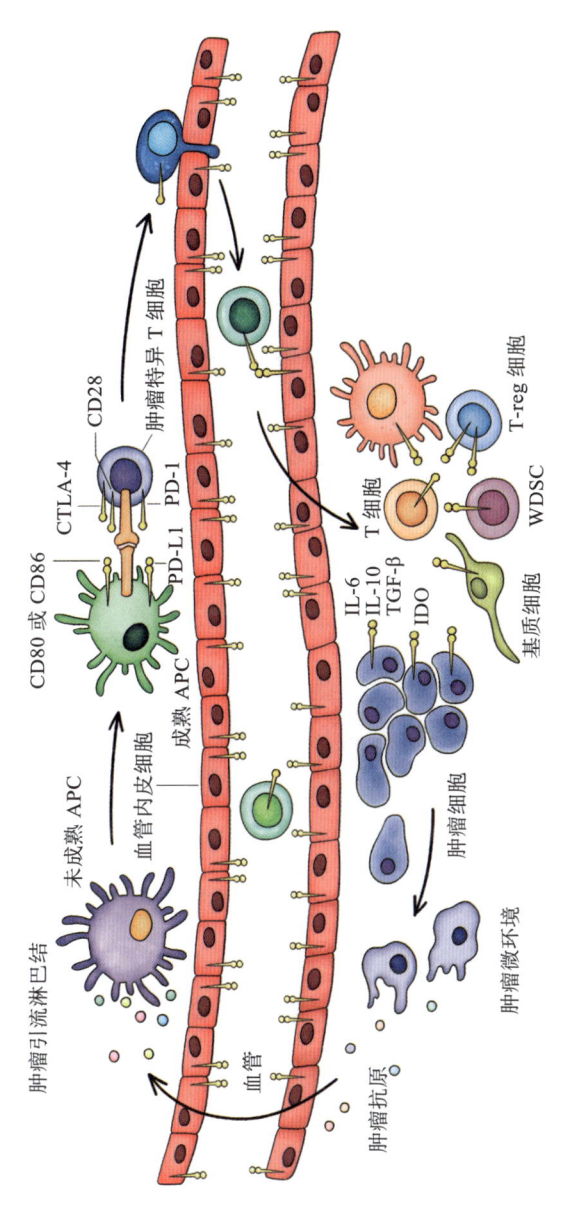

3 免疫治疗有哪些

肿瘤免疫逃逸过程

PD-1/PD-L1 抑制药

什么是 PD-1/PD-L1 通路和 PD-1/PD-L1 抑制药

在人体的免疫队伍中，成熟的 T 细胞是"保安队"的中坚力量，能够杀死异常细胞。但为了防止它"行为过激"，身体里也有"督察队"监督 T 细胞的行为，也就是免疫的负性调节机制，避免其伤及无辜。其中 PD-1/PD-L1 通路就是目前研究较为深入的一种负性调节通路。

当人体免疫系统发现肿瘤细胞的踪迹时，会立即启动警报程序，激活 T 细胞。PD-1 是所有被激活的 T 细胞表面都会表达的一种表面抗原，其作用是抑制 T 细胞的活性，相当于 T 细胞上的一个开关，一旦被触发，T 细胞就会停止攻击。而"狡猾"的肿瘤细胞也正是利用了这一点，即在表面大量表达和 PD-1 匹配的 PD-L1 分子，通过 PD-L1 与 T 细胞上的 PD-1 "愉快"地结合，骗过 T 细胞，冒充其"好朋友"，抑制 T 细胞识别异己的能力，进而逃脱免疫系统的追杀，在人体里放肆增殖、生长。

3 免疫治疗有哪些

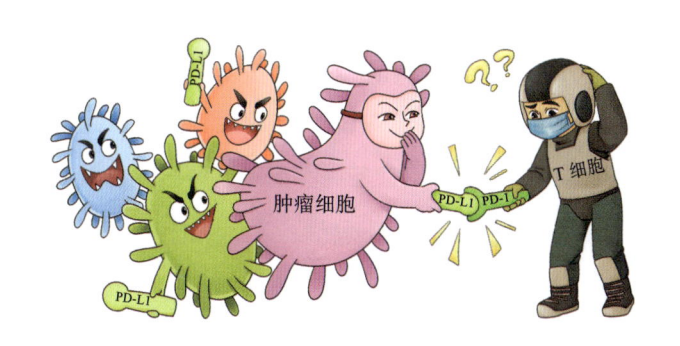

PD 与 PD-L1 结合导致肿瘤细胞免疫"逃逸"

弄清楚了 PD-1 与 PD-L1 结合的相关机制，我们就很好理解 PD-1/PD-L1 抑制药的作用原理——药物与 PD-1 或 PD-L1 结合，阻断两者之间的接触，避免 T 细胞活性被抑制，重新发挥其杀灭肿瘤细胞的免疫功能。

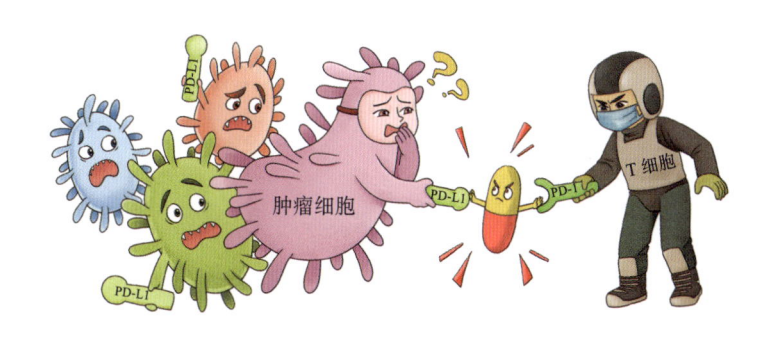

PD-1 与 PD-L1 的结合被抑制

PD-1/PD-L1 抑制药的临床应用

PD-1/PD-L1 抑制药被研发出来后，短短数月就被各国批准上市，用于治疗各类肿瘤。目前已经进入临床或开始试验的免疫检查点抑制药多达 30 余种。我们为大家整理了目前国内上市使用的可用于肺癌治疗的 PD-1/PD-L1 抑制药。

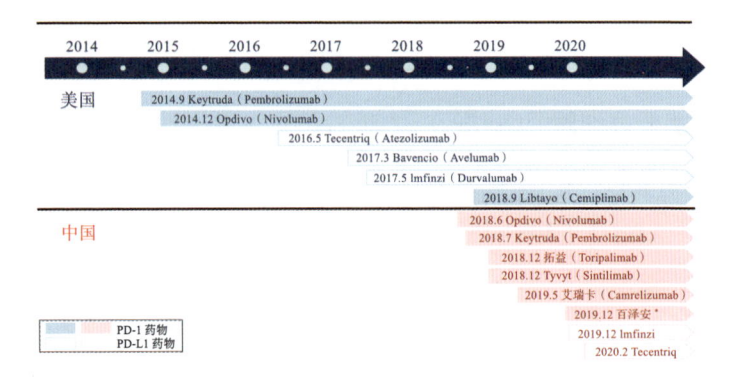

	2014	2015	2016	2017	2018	2019	2020
美国	2014.9 Keytruda（Pembrolizumab）						
	2014.12 Opdivo（Nivolumab）						
			2016.5 Tecentriq（Atezolizumab）				
				2017.3 Bavencio（Avelumab）			
				2017.5 Imfinzi（Durvalumab）			
					2018.9 Libtayo（Cemiplimab）		
中国					2018.6 Opdivo（Nivolumab）		
					2018.7 Keytruda（Pembrolizumab）		
					2018.12 拓益（Toripalimab）		
					2018.12 Tyvyt（Sintilimab）		
						2019.5 艾瑞卡（Camrelizumab）	
						2019.12 百泽安*	
						2019.12 Imfinzi	
							2020.2 Tecentriq

图例：PD-1 药物 / PD-L1 药物

PD-1/PD-L1 药物中美获批时间对比

3 免疫治疗有哪些

国内上市的 PD-1 抑制药一览表

产地	进口		国产"四大" PD-1 抑制药			
名称	帕博利珠单抗	纳武利尤单抗	卡瑞利珠单抗	信迪利单抗	特瑞普利单抗	替雷利珠单抗
生产商	默沙东	百时美施贵宝	恒瑞医药	信达生物	君实生物	百济神州
被批准用于肺癌免疫治疗时间	2019年3月	2018年6月	2020年3月	2021年2月	未获批肺癌免疫治疗	2021年1月
医保前（元）	未进医保	未进医保	19 800	7838	7200	10 688
医保后（元）			2928/200mg	2843/100mg	906/80mg	2180/100mg
年费用预估	14.33万/2年	11.12万/年	7.63万/年	3.98万/2年	5.46万/年	7.56万/年

043

国内上市的 PD-L1 抑制药一览表

产　地	进　口		国　产
名称	Imfinzi	Tecentriq	恩沃利单抗
生产商	阿斯利康	罗氏	康宁杰瑞
被批准用于肺癌免疫治疗时间	2019 年 12 月	2020 年 2 月	2021 年 11 月
是否进医保	否	否	否
年费用（元）	14.47 万/年	26.24 万/年	—

我国药企在新药研发方面同样走在国际前列。截至目前，已有 6 种国产 PD-1 抑制药获得国家药品监督管理局批准上市，其中 3 种被批准用于肺癌相关治疗。关于 PD-L1 抑制药，先声药业与思路迪医药、康宁杰瑞生物制药共同研制了恩沃利单抗注射液，这是全球首个上市的皮下注射 PD-L1 抑制药，也是中国首款不限瘤种的广谱免疫治疗药。它与既往所有的 PD-1/PD-L1 抑制药的最大不同点是，其不需要通过静脉输液，而是通过皮下注射的方式，只需 30 秒就能完成给药，超级方便快捷。

PD-1/PD-L1 抑制药 Q&A

随着对免疫治疗的进一步了解，人们可能会有一些疑问，我们在这也对大家的一些常见疑问做出解释。

Q： 哪些患者适合使用 PD-1/PD-L1 抑制药？什么时候应当使用 PD-1/PD-L1 抑制药？

A： 能够使用 PD-1/PD-L1 抑制药的患者通常会有一些指标，如 PD-L1 高表达、TMB 高、EBER 阳性等。不过，每一款 PD-1/PD-L1 抑制药都有其独特的适应证，医生会在了解患者疾病特点的情况下进行综合选择。

Q： 国内外的 PD-1/PD-L1 抑制药产品有哪些差别？

A： 可以说明的是，目前并没有非常明确的两款免疫治疗药物之间疗效对比的研究。各国研发的 PD-1/PD-L1 抑制药基本原理都相同，但是各自作用于不同的分子结构域。所以不是进口药物疗效一定好于国产。

Q： 使用过进口 PD-1/PD-L1 抑制药，可以再换用国产的同类药物吗？

A： 原则上来说，作用机制相同的药物，并不推荐在耐药后换用。例如同样作用于 PD-1 靶点的帕博利珠单抗和纳武利尤单抗，由于其作用机制相同，耐药后换用另一种的疗效可能并不会很好。而且，目前没有证据表明针对同一靶点的药物治疗同一疾病的疗效可能存在差异。

Q： PD-1/PD-L1 抑制药治疗需要多长时间？

A： PD-1/PD-L1 抑制药治疗持续有效，目前的研究证据支持在持续治疗 2 年后停药。此外，PD-1/PD-L1 抑制药也可应用于围术期的辅助治疗。对于不同的癌种、不同的分期，辅助治疗的推荐时间也不同。整体来说，大部分情况下推荐的治疗时间为 1 年。

3 免疫治疗有哪些

CAR-T 治疗在肺癌中的应用

什么是 CAR-T

CAR-T 在前文概述中已有介绍，其全称是 chimeric antigen receptor T-cell immunotherapy，即嵌合抗原受体 T 细胞免疫疗法。其原理是，采集患者自身的免疫 T 细胞，通过基因工程技术，在体外进行"特训"，使其能够识别、杀灭在患者体内肆虐的肿瘤细胞，再将其大量培养并回输到患者体内，达到治疗肿瘤的目的。

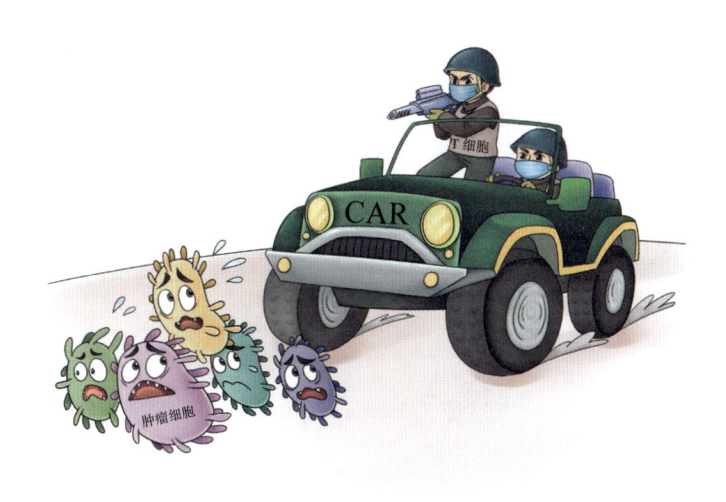

CAR 载着荷枪实弹的 T 细胞，杀向远处的肿瘤细胞

在肿瘤的发展过程中,免疫逃逸是很重要的一个机制。人体的免疫系统精妙复杂,但狡猾的肿瘤细胞可以通过种种不同的方式逃脱免疫系统的监视,疯狂生长繁殖。如何让免疫系统识别出肿瘤细胞非常关键。因此,在 CAR-T 的治疗中,最关键的"特训"内容就是让 T 细胞能够准确地识别出肿瘤细胞,从而行使其免疫清除的功能。

幸运的是,无论肿瘤细胞多么狡猾,它终究是有别于正常人体细胞的"异类"。每一种肿瘤细胞的表面都有其特征,医学上叫作"特异性抗原"。也就是说,这个特征是肿瘤细胞独有的,人体的其他细胞不具有这种特征。

科学家们想要利用 CAR-T 技术来治疗肿瘤的话,首先要做的就是找到这种肿瘤的特异性抗原。例如,在血液恶性肿瘤中,CD19 蛋白就是一个常用的特异性抗原。然后,科学家们可以利用特异性抗原,设计专门的 CAR 作为 T 细胞的探测仪。有了这个探测仪,T 细胞就能够在体内特异性地识别出肿瘤细胞,并将其消灭。

CAR-T 的临床应用

说到 CAR-T 治疗的临床应用,不得不提前文所述美国女孩——艾米莉·怀特黑德,她是全球首位被 CAR-T

治愈的白血病儿童。艾米莉在 5 岁时不幸患上了急性淋巴细胞白血病。在经过化疗、骨髓移植等一系列治疗后,她的白血病又复发了。在走投无路的情况下,艾米莉幸运地成为 CAR-T 治疗临床试验中的一员。在经过 3 次治疗后,艾米莉体内的癌细胞得到了有效控制。今年已经是她无癌生存的第 9 年,完全实现了临床治愈。艾米莉的成功治愈,掀起了全球科学家对 CAR-T 疗法的追求。

CAR-T 在血液肿瘤的治疗上取得了显著的成功,很多治疗方案经过严谨的临床试验验证后,都已经走上了临床。目前已有应用 CAR-T 产品来治疗的血液肿瘤包括急性淋巴细胞白血病、慢性淋巴细胞白血病、淋巴瘤、多发性骨髓瘤等。如今,全球已有 5 款 CAR-T 细胞产品得到美国 FDA 批准上市(都针对的是血液肿瘤),为更多像艾米莉一样遭遇的患者带来希望。

读到这里,也许你会有疑问:为什么 CAR-T 疗法的上市产品都针对血液肿瘤?为什么肺癌、肝癌等高发高危的肿瘤还没有类似的 CAR-T 产品呢?

其实这也是许多科学家们正在努力实现的目标,只是摆在他们面前的还有一些难题。

- 肿瘤形态不同:血液系统的肿瘤细胞大多数都会进入血液循环,它们很少抱团,而是在血液中"各自为战",经过"特训"的 T 细胞很容易借助 CAR "探

美国 FDA 批准上市的 CAR-T 细胞产品

药　物	靶　点	适应证	公　司	首次批准日期
Kymriah（Tisagenlecleucel）	CD19	B 细胞前体急性淋巴细胞性白血病；复发或难治难治弥漫大 B 细胞淋巴瘤	诺华	2017 年 8 月 30 日
Yescarta（Axicabtagene Ciloleucel）	CD19	复发性或难治性大 B 细胞淋巴瘤；复发性或难治性滤泡性淋巴瘤	Kite Pharma	2017 年 10 月 18 日
Tecartus（Brexucabtagene Autoleucel）	CD19	复发或难治性套细胞淋巴瘤	Kite Pharma	2020 年 7 月 24 日
Breyanzi（Lisocabtagene Maraleucel）	CD19	复发或难治性大 B 细胞淋巴瘤	Juno Therapeutics	2021 年 2 月 5 日
Abecma（Idecabtage Vicleucel）	BCMA	复发或难治性多发性骨髓瘤	百时美施贵宝和 Bluebird Bio	2021 年 3 月 26 日

引自 FDA

3 免疫治疗有哪些

测仪"找到它们,并一对一地将其杀灭。然而,肺癌、肝癌等长在组织器官内的肿瘤(我们也称为"实体瘤"),其肿瘤细胞都是抱团生长的。实体瘤是一个复杂的组织结构,除了肿瘤本身以外,还包括基质细胞、炎症细胞、脉管系统和细胞外基质,所有这些的总和定义为肿瘤微环境。每一个肿瘤犹如一座碉堡,T细胞即使能顺利找到它,也需要穿透细胞外基质等物理屏障,克服肿瘤微环境对T细胞的影响,才能接触到外周的肿瘤细胞并与其缠斗厮杀,而很难对其内部的肿瘤细胞造成杀伤,疗效上就相对较差了。

- 特异性抗原的差异:血液系统肿瘤大多数具有特异性的抗原,如上文中提到的CD19、BCMA等,在正常人体组织中很少表达,因此可以作为靶点来识别。但是,肺癌、肝癌等实体瘤很少有肿瘤特异性的抗原,科学家为T细胞装载的"探测仪"在识别出肿瘤细胞的同时,也会将部分正常组织细胞误判为肿瘤细胞进行攻击,即产生脱靶效应。这既会导致治疗效果不佳,又会因正常组织的损伤引起其他并发症。

尽管CAR-T疗法在实体瘤中的应用困难重重,但科学家的研究还是在不断地取得进展。目前,在神经母细胞瘤中，以 GD2 靶向的 CAR-T 细胞治疗取得了显著疗效。在肝细胞癌中，靶向 GPC3 的 CAR-T 疗法也取得一定治疗效果。HER2 在胃癌、胰腺癌等多种肿瘤组织中过表达，其异常激活与肿瘤的不良预后密切相关。在具有 HER2 阳性的晚期胆管癌、胰腺等恶性肿瘤中，CAR-T 疗法取得了一定效果。间皮素（mesothelin，MSLN）是一种锚连在膜表面的糖蛋白，在多种肿瘤中高表达，与肿瘤增殖、侵袭和不良预后有密切联系。在一项靶向 MSLN 的 CAR-T 细胞 I 期临床试验中，6 例胰腺癌患者均表现出不同的抗肿瘤的能力。

CAR-T 在肺癌治疗中的应用和进展

肺癌作为世界第一大癌症，自然也成了科学家们希望能够让 CAR-T 大显神威的重要领域。根据在 ClinicalTrial.gov 上的注册数据，全球已经进行了 500 多项 CAR-T 相关临床试验，实体瘤研究仅占其中的 1/4 左右，而其中大多数研究集中在非小细胞肺癌。

靶向 EGFR： 解放军总医院第一医学中心（301 医院）率先在国内开展 CAR-T 治疗，曾报道使用 EGFR 作为靶向 CAR-T 治疗 EGFR 表达强烈（EGFR 表达超过 50%）的晚期难治性非小细胞肺癌患者。结果 11 例患者疗效可评价，2 例患者肿瘤明显缩小，5 例患者病情

3 免疫治疗有哪些

稳定。患者可耐受抗 EGFR CAR-T 细胞灌注 3~5 天，无严重毒性。

此外，也有多项临床研究使用靶向 PD-L1 的自体 CAR-T 细胞治疗复发或难治性 PD-L1 阳性非小细胞肺癌，以确定安全性、耐受性和植入潜力。

对于小细胞肺癌，CAR-T 也有用武之地。DLL3 是针对小细胞肺癌的常用靶点，目前有多项临床研究正在进行中，也显示了部分疗效。

CAR-T 治疗的不良反应

虽然 CAR-T 疗法被认为是一种革命性的癌症治疗手段，但较高的不良反应率与一定的致死率也成为 CAR-T 细胞疗法在临床应用中的限制因素。最常见的不良反应包括细胞因子风暴和神经系统毒性，其他还包括治疗清除淋巴细胞引起的相关毒性、脱靶毒性、过敏反应、肿瘤裂解综合征等。

- 细胞因子风暴：最常见的不良反应是细胞因子释放综合征（cytokine release syndrome，CRS），也称为细胞因子风暴。顾名思义，它的意思是，由于 CAR-T 治疗中激活了许多 T 细胞等免疫细胞，使得大量细胞因子被释放，从而引起严重全身炎症反应综合征，临床表现以发热和多器官功能障碍为特征。

细胞因子释放综合征的临床分级

CRS参数	1级	2级	3级	4级
发热	体温≥38℃	体温≥38℃	体温≥38℃	体温≥38℃
低血压	无	无须升压药	需要一种升压药，联用或不联用血管加压素	需要血管加压素等多种升压药
		和（或）		
低氧血症	无	需要低流量鼻导管吸氧	需要高流量鼻导管吸氧，面罩吸氧，非再吸入式面罩，文丘里面罩	需要正压通气

那什么是细胞因子呢？细胞因子是由细胞分泌的一些小分子蛋白质，简单来说就是细胞与细胞之间用于沟通交流的"语言"。细胞因子具有广泛的细胞功能调节作用，细胞因子犹如一条条指令，接收到指令的细胞都会按照指令严格办事。而在CAR-T治疗过程中，由于大量经过"特训"的T细胞被回输体内，在与肿瘤细胞战斗的过程中，会释放大量的细胞因子，向人体发出援助信号。但是，过量的细胞因子会让人体产生误判，过度

动员免疫系统，从而导致各种症状。打个比方来说，就像某国某地区突发严重灾情，由于灾区的信息闭塞，外界无法了解真实情况，但是人心惶惶、人云亦云，导致真假消息混杂纷乱，国家还没来得及仔细评估、协调资源，民间力量就蜂拥而上，最后不仅造成了救援通道堵塞、救援资源浪费，甚至影响了全国社会的正常运行。

通常情况下，CRS发生在CAR-T细胞治疗后的第2~14天，在发病后2~3周内消退。临床上，症状包括高热和流感样症状，可发展为低血压、毛细血管渗漏、缺氧和多器官功能障碍。

因此，在利用免疫细胞治疗肿瘤时，如何防止免疫系统的过度反应，是CAR-T治疗中需要解决的重要问题。

- 神经系统毒性：神经毒性是与CAR-T细胞治疗相关的第二常见不良事件。患者出现神经毒性的主要原因，是CAR-T细胞透过血脑屏障，进入中枢神经系统，从而引起了一系列与中枢神经系统受损相关的症状，如脑病变、头痛、谵妄、焦虑、震颤、失语等，部分严重患者甚至会出现意识水平下降、意识模糊、癫痫发作和脑水肿等。

为什么像CAR-T细胞这样一支"特种部队"会突然反水，向人体的司令部发起攻击呢？目前的最新研究认为，CAR-T细胞的神经毒性与CD19蛋白有关。前面已经提到，CD19 蛋白是血液肿瘤的特异性抗原，因此被作为 CAR-T 细胞的靶点进行识别、引导攻击。而人体中枢神经系统和血脑屏障细胞上，也恰好有 CD19 蛋白的表达，因此也被 CAR-T 细胞无差别攻击了。虽然具体的机制目前还没有完全厘清，但是这一发现也为 CAR-T 治疗的发展指明了方向：我们能否找到一种比 CD19 更好的靶点来消除血液肿瘤，或者，我们能否构建一种新的 CAR-T 细胞，可根据遇到的细胞类型来做出决定，例如遇到肿瘤细胞就杀死它们，遇到 CD19 阳性的神经细胞则放过它们。

胸腺肽类药物在肺癌治疗中的应用

胸腺的概念

在人体胸骨后方，心脏的前方，有一块扁平的蝴蝶状组织，叫作胸腺。胸腺是人体衰老最快的器官，在青春期后，胸腺就开始慢慢退化萎缩，逐渐被脂肪组织所替代。

尽管衰老很快，但是胸腺是人体非常重要的免疫器官。首先，它是一个免疫细胞的培育场所。大家知道，T

细胞是人体重要的免疫细胞，在前文提到的 CAR-T 细胞疗法中，使用的就是 T 细胞。而其名字的由来，正是胸腺（thymus）英文的首字母 T。T 细胞在胸腺中分化、发育、成熟，最终才能进入人体行使免疫细胞的功能。其次，胸腺也可以分泌许多激素和免疫活性物质，调节人体的免疫功能。我们要介绍的胸腺肽类药物，最初就是从牛的胸腺里提取出来的。

胸腺肽类药物的分类和临床应用

胸腺肽类药物能促进淋巴细胞成熟，调节和增强人体免疫机制，同时具有抗衰老、抗病毒复制、抗肿瘤细胞分化的作用，但是具体机制并不明确。其在临床上常被用于肿瘤、类风湿关节炎、肺结核、慢性乙肝、呼吸道疾病等多种疾病的辅助治疗。

目前临床上常用的胸腺肽类药物主要分为三种，即胸腺肽、胸腺五肽和胸腺法新。

胸腺肽是从小牛等动物胸腺中分离出来的含有生物活性的多肽。直接从动物胸腺中提取的生物制品，也就是我们所说的"纯天然药物"，但由于它是个含有多种胸腺激素的混合物，有效成分不明确，同时没有可以量化的质量控制标准，药物中含有许多大分子蛋白质。这些蛋白质注射入体内后，极有可能成为抗原，引起过敏反

常用胸腺肽类药物的分类

	胸腺肽	胸腺五肽	胸腺肽 α_1
纯度	动物胸腺提取物，生化制品，化学结构不明确	高人工合成，化学结构明确	高人工合成，化学结构明确
有效成分	不明确	为胸腺五肽，内源性胸腺生成Ⅱ其中5个氨基酸（精氨酸、赖氨酸、天门冬氨酸、缬氨酸、酪氨酸）组成的寡肽，与胸腺肽有着相同的生理功能和药效	为胸腺肽 α_1，与内源性胸腺肽 α_1 结构相同
特点	有效成分不明确，含量低，含致敏大分子蛋白	药物纯度高，含量稳定	药物纯度高，含量稳定
不良反应	有大分子蛋白质，患者有可能发生过敏反应，一般要求先做皮试	不含致敏蛋白，过敏反应发生低，无须皮试	不含致敏蛋白，过敏反应发生低，无须皮试
WHO 对免疫增强的五项标准	不符合	符合	符合

应，严重者可引起严重皮疹、高热、呼吸困难、过敏性休克等，因此安全系数也比较低，注射前需要皮试。除此之外，由于制造工艺和药物质量都难以控制，胸腺肽的疗效也无法确定，因此目前使用较少。

胸腺五肽是由精氨酸、赖氨酸、天门冬氨酸、缬氨酸和酪氨酸五种氨基酸组成，是胸腺分泌物的一种胸腺生成素Ⅱ的有效部分。胸腺五肽保留了胸腺肽生成素Ⅱ的全部生理功能，具有双向调节免疫系统的功能，可以使过强或过弱的免疫反应趋于正常。同时，它对胸腺、机体免疫功能低下、自身免疫疾病均有较好的调节作用，广泛用于恶性肿瘤、乙肝、病毒性肝炎、2型糖尿病、严重烧伤等疾病的治疗。目前市面上胸腺五肽的产品较多，不同厂家、不同规格产品使用方法也不尽相同，使用时需严格按照说明书进行注射使用。

胸腺法新又称为胸腺肽 α_1，它是从胸腺肽Ⅴ组分中分离纯化出来的一种小分子生物活性多肽，是胸腺肽发挥作用的主要活性成分之一。胸腺法新作为一种免疫调节剂，被用于肿瘤、病毒感染、自身免疫性疾病、败血症等疾病的治疗或辅助治疗。在2020年初新型冠状病毒肺炎疫情期间，支援武汉的一线医护人员提前注射的药物就是胸腺法新，以增强免疫力。同时，上海市医药采集中心还将胸腺法新纳入新冠病毒感染的肺炎防控药品清单。但是，胸腺法新因受到原料、技术、环境保护等因素影响，其生产成本居高不下，市场价格相对昂贵。

从上面的介绍可以了解到，胸腺肽类药物起到的主要是增强免疫力、调节免疫功能的作用，但并不针对某种疾病或某种肿瘤。在肿瘤患者的使用中，目前也没有足够的临床证据能够表明胸腺肽类药物可以延缓肿瘤的发展或降低肿瘤患者死亡率等。

因此，对于肺癌患者来说，如果单纯出于肺癌治疗目的而选择使用胸腺肽类药物，这是不明智的。如果患者因为本身免疫力较弱，或者因为肺癌相关的化疗、放疗等辅助治疗，导致免疫力受损，那么胸腺肽类药物可以作为增强自身免疫力的药物治疗选择。

胸腺肽类药物使用注意事项

俗话说"是药三分毒"，胸腺肽类药物虽然可以在短时间内提高机体的免疫力，但是对于正常人而言，自身的免疫力水平本来就维持着动态的平衡，换言之，一般情况下，同一个人在不同时间点的免疫力水平略高略低都是完全正常的，单纯依赖胸腺肽类药物以达到增强免疫力的方法，虽然可以短时间内提高免疫力水平，但会打破既定的免疫平衡而有可能引发免疫亢进，进而增加发生自身免疫性疾病的风险。

此外，胸腺肽是异源性物质（多为小牛胸腺提取物），输入人体后有可能被免疫系统识别为外来物质，从而引发过敏等不良反应。

因此，胸腺肽类药物的使用需要经过专业医生的评估，注意用药的合理性和安全性，密切关注用药后反应。

TIGIT 抑制药在肺癌治疗中的应用

什么是 TIGIT 抑制药

TIGIT 抑制药是一种在研的肿瘤免疫治疗药物，通过阻止肿瘤对免疫系统的抑制，来实现免疫系统的抗肿瘤活性，其机制类似于靶向 PD-L1/PD-1 的免疫检查点抑制药。阻断 TIGIT 已在不同肿瘤的动物模型中显示出治疗潜力，作为肿瘤治疗的有希望的治疗靶点，可能给癌症患者带来新的希望。

TIGIT（T cell Ig and ITIM domain）的全称为 T 细胞免疫球蛋白和 ITIM 结构域蛋白，是主要在 T 细胞和自然杀伤细胞表面表达的免疫检查点蛋白。其主要在淋巴细胞中表达。它就像是淋巴细胞上的一个"关闭"按钮，一旦被肿瘤细胞结合后，就会抑制淋巴细胞的活性，降低对肿瘤细胞的杀伤作用。而 TIGIT 抑制药的作用，就是屏蔽 TIGIT 的"关闭"功能，从而恢复淋巴细胞的抗肿瘤活性。

TIGIT 抑制药的临床应用

目前 TIGIT 抑制药还没有转化上市的产品，但是在世界范围内，已经有超过 10 款 TIGIT 抑制药正在进行临床试验，其适应证涵盖了各类实体瘤及血液系统肿瘤。

2021 年 12 月 10 日，罗氏（Roche）旗下的基因泰克（Genentech）宣布，其研发的 TIGIT 抑制药 Tiragolumab，联合 PD-L1 抑制药阿替利珠单抗，在一线治疗 PD-L1 阳性转移性非小细胞肺癌患者的 2 期临床试验中获得积极结果。在中位随访时间为 2.5 年时，与阿替利珠单抗单药治疗相比，Tiragolumab/阿替利珠单抗组合使患者获得无进展生存期（progressive free survival，PFS）的显著与持续改善，其已成为全球第一款被美国 FDA 授予突破性疗法认定的 TIGIT 抑制药。一旦其能够顺利上市进入临床应用，相信将成为肺癌患者的又一种抗癌利器。

4

免疫治疗的适应和禁忌

它对谁更有效，或者更无效

方文涛 / 上海交通大学医学院附属胸科医院

马洪海 / 浙江大学医学院附属第一医院

吴志刚 / 浙江大学医学院附属第一医院

肺癌免疫治疗的适应证和禁忌证

在肺癌免疫治疗领域,什么最受关注?毫无疑问是抗 PD-1/PD-L1 免疫治疗,即单克隆抗体类免疫检查点抑制药。那么,是不是所有肺癌患者都适合免疫治疗呢?答案当然是否定的。哪些患者适合免疫治疗,或者说哪些患者或哪些情况下免疫治疗效果可能会更好(即免疫治疗的适应证)呢?而哪些患者或哪些情况下不能做免疫治疗(即免疫治疗的禁忌证)呢?

免疫治疗适用条件

年龄

由于未成年人患肺癌的概率非常小,目前我们看到的临床试验都基于 18 岁以上人群的研究。不过目前大多数研究没有明确限制老年人入组。有临床试验研究纳入局部晚期或转移性非小细胞肺癌患者,分为 70 岁以下患者组和 70 岁以上患者组,结果显示,70 岁以上老年患者接受免疫治疗疗效可能更差,但在药物安全性方面无明显差异。

4 免疫治疗的适应和禁忌

癌症类型

肺鳞癌及腺癌对免疫治疗的疗效较好，目前在很多这两个肿瘤类型的中晚期患者中推荐使用，而 PD-L1 的免疫检查点抑制药，包括阿替利珠单抗药和度伐利尤单抗药，在小细胞肺癌治疗研究领域取得了较好的效果。免疫治疗联合化疗可以使晚期小细胞肺癌患者生存时间更长，较常规化疗显著提高，而 PD-1 抗体或新的免疫检查抑制药是否适合小细胞肺癌的治疗应用，需要新的研究数据支持。从肿瘤基因突变类型角度看，对于存在驱动基因敏感突变的肺癌患者，更加适合采用对应的靶向药物治疗，而免疫治疗往往不敏感，故而不适合采用。人类细胞基因组中有些基因突变会对癌症发生发展起到关键的推动作用，这类基因就是肿瘤驱动基因。而驱动基因敏感突变是指驱动基因突变中一些对某种靶向药物治疗敏感的亚型。肺癌常见的驱动基因敏感突变包括 EGFR 的 19 外显子确实突变（19del）、21 外显子 L858R 突变及 *ALK* 基因融合等。目前已有的研究数据表明，无论是 PD-1 抑制药还是 PD-L1 抑制药，免疫治疗在 EGFR 突变患者中效果不佳，患者并无显著获益。而没有 EGFR 突变的肺癌患者不适合做靶向治疗，可以行免疫检查点的抑制药治疗。

癌症分期

目前，免疫治疗主要适用于中晚期的部分肺癌患者，大部分早期肺癌可进行微创手术切除，并且大部分手术可获得治愈效果。然而，术后仍有小部分患者会在5年内出现复发或转移，这类患者就需要手术后其他的辅助治疗来杀灭可能残留的癌细胞。关于免疫治疗能否帮助上述早期肺癌术后辅助治疗模式突破瓶颈，提高围术期治疗的疗效，我们认为，早期患者机体免疫功能更好，免疫治疗有望带来更好的疗效。多项早期临床试验的结果也提示了免疫治疗在早期肺癌围术期治疗中应用的潜力，增加了早期患者治愈的可能。但目前这些研究仅处于初步阶段，有待于进一步的大规模研究证实。对于中晚期肺癌患者，辅助化疗曾经是这类患者手术后的标准辅助治疗，然而辅助化疗仅提高患者5年生存率5%，并且不良反应较大，有效率较低。近年来以 PD-1/PD-L1 等免疫检查点抑制药为代表的免疫治疗已经改变了晚期 NSCLC 患者的治疗格局。对于不能手术切除的中晚期肺癌患者，很多患者可通过免疫治疗诱导降低肿瘤分期，然后就可进行手术治疗；免疫治疗还可以与化疗进行联合，加强治疗的效果。晚期肺癌在同步化放疗之后，可以用免疫检查点抑制药进行巩固性治疗。肺癌免疫治疗给晚期患者走向慢性病的进程带来了希望。

此外，如果患者符合上述几种适合免疫治疗的情况，并且符合以下几点要求中的一点或几点，免疫治疗的疗效可能会更好。

- PD-L1 表达高，PD-L1 表达＞1% 即可用，PD-L1 表达＞50% 疗效更好。
- 肿瘤基因突变负荷高。
- 肿瘤组织中有大量免疫细胞浸润，也就是所谓的 TIL 高。
- 微卫星高度不稳定，即 MSI-H。
- 患者年龄较轻、身体一般情况较好。

谁最不适合免疫治疗

基因突变

对于肺癌患者来说，如果基因检测结果提示有 *EGFR/ALK* 基因突变是很幸运的，可以服用靶向药，有效率高，不良反应小。在我国晚期肺癌患者中，约 40% 都有驱动基因敏感突变。对这类患者而言，首选的治疗方案是靶向治疗而不是免疫治疗。即使靶向药物耐药后，PD-1/PD-L1 抑制药也不是好的选择。不少临床试验都发现，对于有 EGFR 突变的晚期肺癌患者来说，如果靶向药耐药之后，有的患者再使用 PD-1/PD-L1 抑制药治疗，效果并不好，甚至存在让肿瘤发展更快的风险，因此存在上述驱动基因敏感突变是免疫治疗的相对禁忌证。

合并疾病

有的肺癌患者完善相关检查后，发现一些合并疾病，故并不适合使用免疫治疗；也有一些患者，使用免疫治疗后，随着疾病的进展出现了一些情况变化，也需要暂停用药，对症处理后才能继续使用免疫治疗。肺癌患者接受免疫治疗后通过调动自己的免疫系统对抗肿瘤，如果一些肺癌患者接受过造血干细胞移植，或接受过器官移植，或有自身免疫性疾病（系统性红斑狼疮、白塞病、干燥综合征等）尚未控制，这些患者需要使用大剂量免疫抑制药物控制病情，自身免疫状态差，免疫治疗效果不好，因此不推荐使用免疫治疗。在免疫抑制药物控制住合并的其他病情后，也需要在医生的指导下慎重选择免疫治疗治疗肺癌。

4　免疫治疗的适应和禁忌

特殊人群

目前国内所有已上市的免疫治疗药物均标明 18 岁以下未成年人的安全性和疗效尚未确立，因此对于 18 岁以下未成年人不推荐使用免疫治疗。此外，妊娠期的患者也不适合免疫治疗。在妊娠期，胎儿与母亲基因不相同，却不会被母亲的免疫系统识别，不会发生类似于器官移植后人体对移植器官的排斥反应，这就是胚胎免疫耐受。而妊娠期女性患者如果接受免疫治疗，有可能会打破免疫耐受，导致流产、死胎、新生儿死亡的风险增加。同时也无法排除药物会对新生儿产生危害，所以哺乳期的患者也不建议使用。有轻度肝功能不全、轻度肾功能不全的肺癌患者，可以接受免疫治疗，但是如果是重度肝功能不全或重度肾功能不全，都不宜使用免疫治疗，这类患者免疫治疗药物代谢慢，可能会产生更多的药物不良反应，并且药物本身也可能会进一步加重肝肾损害。肺癌患者如果合并携带乙型肝炎病毒、丙型肝炎病毒，是可以使用免疫治疗的，但使用前最好进行抗病毒治疗。

免疫治疗的适应证和禁忌证

适应证	禁忌证
- PD-L1 表达高（>1%） - 无 EGFR/ALK 等敏感基因突变 - 肿瘤突变负荷高 - 微卫星高度不稳定 - 患者身体情况好 - 年龄、病理类型、分期等因素适合	- 未成年癌症患者 - 有 *EGFR/ALK* 等驱动基因敏感突变 - 合并自身免疫性疾病且未控制 - 接受器官移植需要长期口服免疫抑制药物 - 妊娠期或哺乳期患者 - 重度肝肾功能不全

综上所述，针对不同的肺癌患者，需要进行个体化、精准、规范使用，由有经验的医生进行明确的评估以判断是否适合使用免疫治疗药物，才能更安全地发挥免疫治疗的作用。

5

免疫治疗的联合治疗

孤军奋战，不如合纵连横

张兰军 / 中山大学附属肿瘤医院
虞 莉 / 浙江大学医学院附属第一医院
黄旭华 / 浙江大学医学院附属第一医院
王炜东 / 浙江大学医学院附属第一医院

肺癌免疫治疗联合其他方案

为什么要联合治疗

肺癌是一种非常复杂的疾病，虽然都称为"肺癌"，但是不同人所患的类型可能是不一样的，一个人体内的不同肺癌细胞之间可能也有不一样的生长方式，肺癌的千变万化正是目前临床医生面临的主要挑战之一。

我们治疗肺癌的过程就像是一场战争。在现实的战争中，我们的武器很多，包括飞机、坦克、潜艇、导弹等，使用一种武器或许也能取得胜利，但是如果联合使用多种类型的武器，取得胜利的希望就大大增加了。抗癌大战也是如此，"联合治疗"的概念也就应运而生了。

什么是联合治疗呢？联合治疗这个概念第一次应用于肿瘤可以追溯到 1965 年，当时，三位外国科学家弗雷、霍兰和弗赖赖希第一次对一名急性白血病患者进行了联合化疗。他们采用甲氨蝶呤、6- 巯基嘌呤、长春新碱和泼尼松这四种药物联合治疗急性白血病，这个方案最终被证明在减少肿瘤量和延长疾病缓解时间方面取得了很大成功。这几种药物能从通过不同的机制去击败急性白血病，由于这个方案的成功，癌症治疗的研究有了一个新思路，即从抗肿瘤机制出发，联合不同途径的抗肿瘤治疗手段，以产生协同或相加效应，达到"1+1＞2"的效果。

迄今为止，我们仍未完整地勾勒出肺癌发生发展的全景。临床医生与科学家们提出各种学说并不断论证完善，试图从各种不同的表现不断深入了解肺癌，例如基因突变、新生血管、代谢改变、免疫逃逸等。不同的学说帮助我们更加清晰地认识肺癌，所以与肺癌细胞"战斗"时，不仅有正面战场，还有"围追堵截"各种方式防止肺癌细胞逃跑。在传统的手术、化疗、放疗等基础上，这些新的学说帮助我们开拓了许多治疗途径。

现在，肺癌治疗已经处于综合治疗的时代，单一的肺癌治疗方式在多数情况下不能替代综合治疗。我们可以想象，同时使用两种药的效果可能会比一种药好，因为仅靠一种治疗方法可能不足以使肿瘤缩小或消失，添加一种可能就会增强原本的治疗效果；在不同阶段服用不同药的效果也是不一样的，因为要根据肺癌细胞的动态变化做出治疗方案的调整；同时，如果根据肿瘤发生发展的不同途径来处理，可能会达到更好的效果，这样就能"围堵"肿瘤各条可能发生耐药或逃逸的路。因此我们认为，联合治疗是提高治疗效果、减少治疗时间、预防肺癌耐药转移发展的好方法。

近年来，肺癌的治疗手段层出不穷，更新迭代，继手术、化疗、放疗、靶向治疗这些传统手段之后,"免疫治疗"这股新生力量形势大好,前景光明,其在肺癌领域的布局也正如火如荼地发展。

PD-1/PD-L1抑制药就是免疫治疗药物中最具有代表性的两种,已经用于多种肿瘤的治疗。但是,尽管它们疗效显著,但在实际治疗中,仅使用其中一种免疫药物治疗的效果却并不尽如人意,有效率只有20%~30%,还是有很多人并不能从中获益,那这到底是为什么呢?

单一使用免疫药物治疗肺癌,我们可以将其理解成"警察抓罪犯",免疫治疗药物是警察,肺癌细胞是罪犯。警察会根据一些特定的标志对罪犯进行抓捕,如身份证上的面容信息,因为先要确定谁是罪犯,才能决定后续如何处置。我们的免疫系统也需要先识别出肿瘤细胞特定的标签,才能有选择地进行攻击。举个简单的例子,PD-L1就是肿瘤细胞上的一种特殊标志,这个标志给肿瘤细胞打上标签,免疫治疗中非常有代表性的PD-L1抑制药意思就是,针对肿瘤细胞上特殊的PD-L1标签设计出药物,从而杀伤肿瘤细胞。

但是,就像在逃罪犯一样,肿瘤细胞是很狡猾的。罪犯可能会通过整容等修改身份信息的方式躲避警察的识别,而肿瘤细胞知道我们会派出免疫药物,它也会进行"伪装",将自己身上像 PD-L1 一样的标签藏起来,此时我们的免疫系统识别不出肿瘤细胞,就不会对其展开攻击,肿瘤细胞"逃跑"后,我们的治疗效果就很差了。

如果我们能够去除肺癌细胞这种"伪装",把它原有该被免疫药物识别出来的部位显露出来,免疫治疗药物就能够更好地发挥其原本该有的作用。联合治疗的意义正是如此,将放疗、消融治疗等方式和免疫治疗同时使用,正是为了显露肿瘤细胞原有的伪装,使药物的效果最大化,患者的获益也最大化。

但是我们要面对的现实是,癌症联合治疗也有不足之处。多种药物的组合可以协同或增加治疗效果,但同样也会产生不必要的不良反应,如果治疗药物的作用相似,并且其不良反应相似,则不良反应的累积可产生更严重的临床症状。在研究尚未透彻的情况下,这可能导致难以确定责任药剂,很难评估应降低哪种药剂的剂量。如何有机结合肺癌患者个体情况、获得最佳治疗效果,同样是一个高度复杂的问题,也是目前临床科学家们正在研究的热门话题。

目前,按照机制进行分类,以免疫治疗为基础的联合方案共有以下几种:①免疫 + 手术;②免疫 + 化疗;③免疫 + 放疗;④免疫 + 靶向治疗;⑤免疫 + 抗血管生成治疗；⑥免疫＋消融治疗；⑦免疫＋粒子治疗；⑧免疫＋溶瘤病毒治疗。有些联合方案已经较为成熟，有些仍在不断地开展基础研究和进行临床试验，在接下来的内容中，我们将向读者一一讲述。

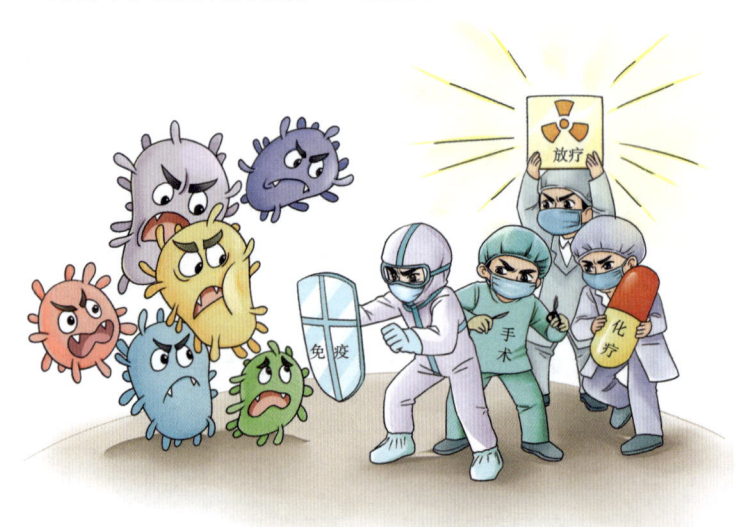

常见的免疫治疗的联合方案

联合放疗

什么是放疗

放疗，就是用放射线对肿瘤进行治疗。我们都知道，射线对人体是有害的，因为它会破坏人体正常的细胞。

但是，如果这种破坏性能够用在对付肿瘤这种坏细胞上，是不是反而是做了一件好事呢？放疗前，我们需要做好定位；在放疗时，一些我们眼睛看不见的射线从机器内产生，根据事先的定位规划，穿透人体表面，到达肿瘤部位去直接攻击肿瘤细胞，从而取得"抗癌大战"的胜利。但是我们应该注意到，因为射线发出的路线并不可控，射线在攻击肿瘤细胞的同时，人体一部分正常的组织也会受到影响，如果波及骨髓造血组织，抽血检查就会发现异常；如果波及消化系统，就会出现呕吐、食欲减退、腹痛腹泻等不良反应，但这些不舒服的症状通过药物辅助基本能够缓解。

为什么要与放疗联合

放疗可以增强免疫治疗的效果。首先，放射线破坏了肿瘤细胞的"精心伪装"，让人体自身一些"敌友不分"的免疫细胞恢复"火眼金睛"，进而去攻击肿瘤；其次，经过放射线攻击，肿瘤细胞所潜伏的区域会发生坏死，释放出炎症信号，让我们的机体发现"红色警戒区域"，进而动用免疫大军集中火力攻打这些区域；更为神奇的是，放射线辐射后，肿瘤细胞身上还能被"画上标记"，这样一来，在体内巡逻的"免疫药物"就被吸引过来，更进一步"有的放矢"，由此，"放疗"和"免疫治疗"这一对搭档就可以强强联手,默契配合,发挥出"1+1＞2"的效果。

放疗与免疫治疗可以同时进行吗

虽然是联合作战,那两者是一起进攻还是轮番上阵呢?答案当然是"放疗"作为"先锋部队"!通过前面的解释我们知道,放疗可以为"免疫大军"带路,抓住潜伏的"敌人",直捣"肿瘤大本营",集中"兵力"办大事,减少不必要的武力浪费,所以通常都是放疗后再进行免疫治疗。

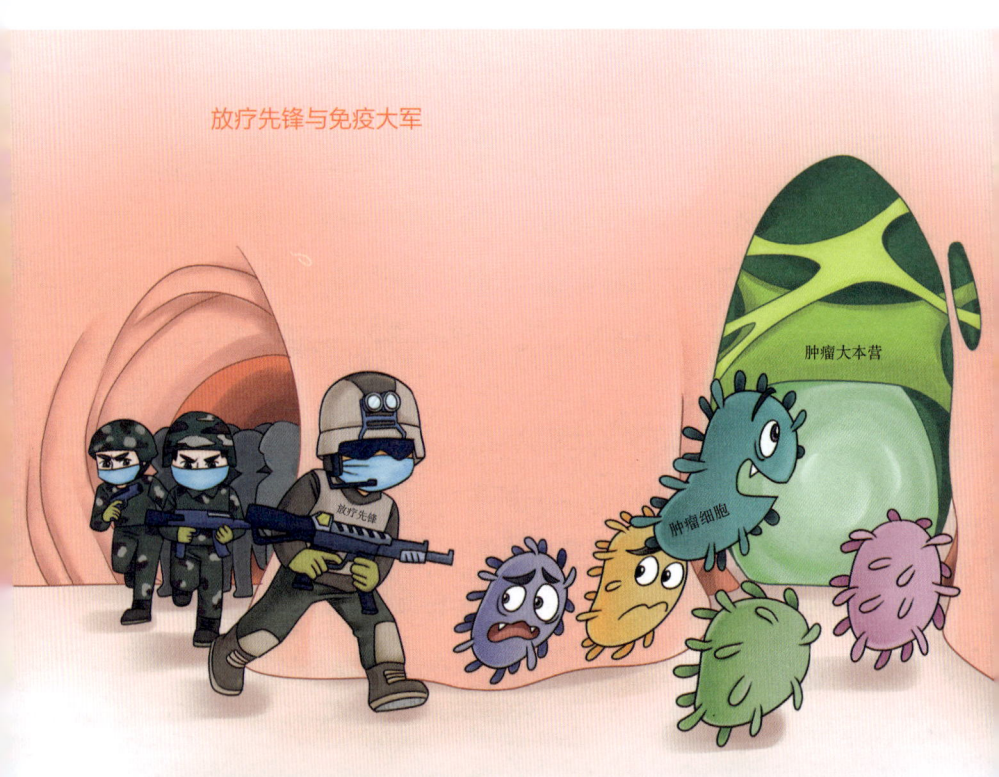

放疗先锋与免疫大军

如何减少放疗不良反应

前文提到，因为放疗是无差别的物理攻击，所以在杀灭肿瘤细胞的同时，也会打击人体一部分正常的组织，甚至会波及体内的免疫系统。射线强度越大，攻击力越大，对周围正常组织的辐射杀伤力也越大，过大剂量和过广范围的放射治疗虽然能达到更加彻底的抗肿瘤效果，但也会对人体带来毁灭性的打击，这样反而弄巧成拙，过犹不及，那该如何是好呢？这时候新型武器——"立体定向放疗"就闪耀登场了，即通过计算机模拟设计放疗区域，将放射线强度集中叠加在肿瘤区域，可获得更强的抗肿瘤免疫效应，同时最高限度减轻不良反应，减少对周围正常组织的"误伤"。

联合化疗

什么是化疗

化疗是化学药物治疗的简称，即通过使用化学治疗药物杀灭癌细胞达到治疗目的，是"抗癌"大战很重要的"武器"，针对不同类型的肺癌有不同的化疗方案。

为什么要进行化疗

临床上许多肺癌术后患者会有这样的疑问：为什么我的肿瘤都已经切掉了，不在体内了，还要进行化疗呢？这是因为手术其实只是达到了"局部治疗"的目的而已。什么是局部治疗呢？就是哪里有问题处理哪里，例如肺部有问题就处理肺部，肠道有问题就处理肠道，头颅有问题就处理头颅，但是其他部位是没有办法处理的。对于术后患者来说，局部病灶虽然已经清除了，但癌症其实是一种全身性疾病，尤其对于中晚期肺癌患者，他们可能有潜在的转移病灶，也就是癌细胞实际已经发生转移，但因为目前技术手段的限制，在临床上还不能发现和检测到。当然，还有一部分晚期的已经发生临床转移的癌症，仅凭借局部治疗难以发挥有效作用，这时候就需要进行全身治疗，而当前的化疗、靶向治疗、免疫治疗其实都是全身治疗的手段。

联合化疗的优点

化疗就是采用口服、静脉等给药途径，让药物随着血液循环遍布全身的绝大部分器官和组织，这样一来，就能对付那些"逃逸"在全身各个角落的肿瘤细胞了。那为什么化疗可以增强免疫治疗的效果呢？与放疗类似，

5　免疫治疗的联合治疗

化疗也可以让肿瘤细胞发生坏死，释放出信号，让免疫药物更多地结合到肿瘤细胞上。此外，化疗还可以清理掉那些破坏机体免疫屏障的"免疫抑制性细胞"，清剿完"破坏分子"之后，免疫治疗的效果从而大大增强；同时，在经历过免疫药物的"洗礼"之后，部分肿瘤细胞坚硬的"防弹服"被破坏，进而对化疗药物的敏感程度增强。两者相辅相成，发挥协同作用，所以这两种治疗往往同时进行。

联合手术治疗

错过合适手术时机怎么办

手术治疗是"抗癌大战"的"一员老将"，即通过外科手术的方式将肿瘤病灶切除，但不幸的是，不是每一个肺癌患者都适合接受手术治疗，虽然有一部分患者发现肺癌时不是晚期，但也错过了合适的手术时机，那该怎么办呢？他们就再也没有手术的机会了吗？请患者先不要灰心，因为我们还有"新辅助治疗"这一"奇兵"。

新辅助治疗的概念

"新辅助治疗"就是对于那些当前手术切除比较困难但有潜在手术机会的肺癌患者，术前接受抗肿瘤治疗后再进行手术。这个方法有几大好处：第一，肿瘤病灶和淋巴结有机会缩小，肺癌就可以降期，例如从Ⅲ期变成Ⅱ期；第二，有些难以完全切除的病灶从而可能获得切除干净的机会；第三，可以杀死那些体内看不见的肿瘤细胞和潜在的转移病灶，降低术后短期的复发概率。

有哪些新辅助治疗方案

术前抗肿瘤方案有很多种类，包括前文提到的化疗、放疗、靶向治疗都可以参与其中，而近年来，新辅助免疫治疗也给我们带来了极大的惊喜。临床发现，在肺癌新辅助化疗方案中联合免疫药物，可以大大提高新辅助治疗的效果。部分肺癌患者接受这样的联合方案后，不仅再次获得了手术的机会，更为惊喜的是，在他们切下的肺部肿块里找不到癌细胞，即获得临床上判定的"病理完全缓解"，这在没有免疫治疗前是极为罕见的情况。可以说，免疫治疗为更多肺癌患者带来了手术的机会。

5 免疫治疗的联合治疗

联合其他治疗方案

联合抗血管生成治疗

为什么要抗血管生成？

我们知道，癌细胞最厉害也最让人害怕的地方就是它们可以永无止境地生长，即具有"无限增殖"的潜能。但是，如同花儿生长需要阳光、泥土和雨露一样，肿瘤的成长也需要养分，成长越快，需要的养分就越多。这些养分正是来自于我们自己的机体。肿瘤会产生很多血管，通过这些管路来输送养分。随着肿瘤的体积增大，新生的血管也越来越丰富，四通八达，源源不断地滋养肿瘤。而且，这些肿瘤周围新生血管的结构、功能都和正常的血管不一样，不仅有助于养料运输，还有助于肿瘤转移。也就是说，这些交通路径不仅给"敌军"输送了物资，还把敌军兵力从大本营往外输送。

联合抗血管生成治疗有什么优势

如果"炸掉"这些交通路径，是不是就可以起到打击肿瘤的目的呢？因此，"避免新生血管生成"也就成为抗肿瘤药物的一种新的机制。抗血管生成药物可以抑制血管新生，减少对肿瘤的供给，让它们"断粮"；另外可

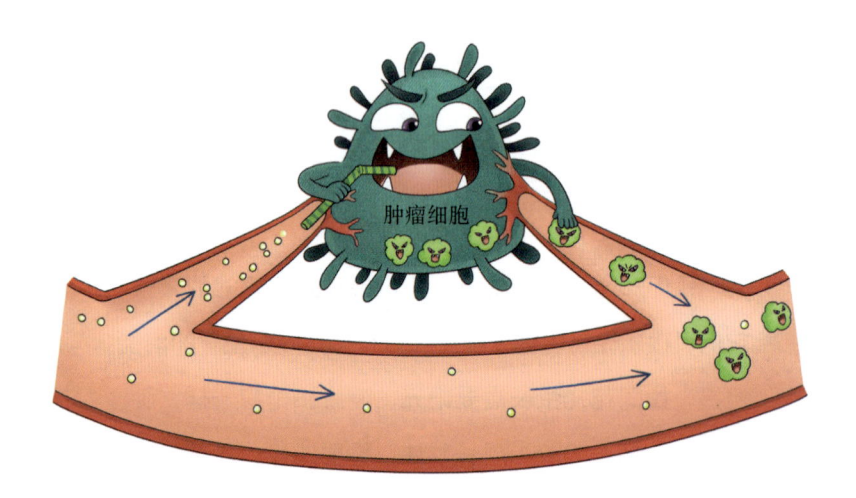

新生血管为肿瘤细胞提供养料，也帮助其转移

以通过激活体内的一种免疫机制，促使肿瘤血管系统正常化，使得自己潜入"敌方大本营"的路更加宽阔顺畅，也让其他的抗肿瘤药物能够渗透到肿瘤内部，促进免疫治疗药物的输送，使"炮弹"能够顺利进入"敌方大本营"，提高免疫治疗的效果，这也就是抗血管生成药物能够和其他治疗方式联合的基础。因此，免疫联合抗血管生成治疗具有很大潜力。

联合消融治疗

什么是消融治疗

和前面化疗、抗血管生成治疗不同，消融治疗和手术类似，也是一种局部治疗方式。手术需要切开皮肤，把器械伸到病灶周围才能把病灶切除，消融治疗则只需要在 CT 或超声引导下，将一根探针直接穿入肿瘤内部，将癌细胞"烫死"或"冻死"。根据不同原理，消融类型有所差别，一种是"热消融"，就是使探针产生高温将肿瘤细胞"烫死"；一种是"冷消融"，就是使探针产生极端低温将肿瘤细胞"冻死"。这个操作不需要全身麻醉，创伤小，对肺功能影响不大。因此，有些年龄比较大的患者，合并基础疾病较多，或是肺功能太差，没有办法耐受全麻下手术，就可以考虑进行更微创的消融治疗。目前来说，用于肺癌消融的技术有射频消融、微波消融和冷冻消融三种。

射频/微波消融

射频消融是通过电极针将电能转换成热能，使肿瘤细胞发生变性和凝固性坏死，同时凝固肿瘤周围的血管和淋巴组织，防止其发生转移。也就是说，射频消融不仅从内部直接瓦解"敌军大本营"，还切断敌军"逃跑路径"。通常，消融范围会大于病灶边界，这样我们才能放心地确认至少敌军大本营都被捣毁。但是射频消融的范围还是比较有限的，如果病灶较大（2~3cm），射频消融可能就无法攻击到全部病灶，也无法避免"敌军"卷土重来，或在其他地方东山再起。

微波消融通过施加微波电磁场，使肿瘤组织产生热能，局部温度升高，使肿瘤细胞被"烫死"。和前面射频消融不同的是，由于微波消融受血管血流的影响比较小，因此可以用于治疗大血管附近的肺癌组织，其造成大出血的可能性大大降低。在治疗效果上，微波消融与射频消融一样，如果肿瘤太大且形状不规则，微波消融也很难完全杀死肿瘤细胞，容易导致肿瘤细胞残留。

冷冻消融

冷冻消融是通过高压迅速降低探针和周围组织的温度，将癌组织快速降温至零下160℃以下，在探针周围形成一个冰球，利用极端低温使肿瘤细胞发生脱水破裂，造成"冻死"。被冻死的这个过程中，癌细胞的细胞内容物仍然固定，保持完整，不会像热消融一样被破坏掉原本的结构，这样也可以让后续免疫系统继续产生免疫特异性反应，继续攻击肿瘤细胞。"冷冻"就像是先把罪犯抓住拷牢的过程，留待之后免疫系统的"审判"。理论上，这种免疫特异性反应也会影响消融组织外的癌细胞，科学上称为"远隔效应"。因此，冷冻消融与现有的热消融技术相比，治疗较大肿瘤的能力更强。

联合消融有哪些优势

目前这两种治疗方式的联合使用还很新颖。有证据表明，尽管消融后的抗癌免疫反应似乎是短暂的，但它可以增强免疫疗法的效果。而当冷冻消融与免疫疗法相结合时，两种疗法的效果也会增强。目前已经有几项临床前研究证明了冷冻消融和免疫治疗之间的协同作用，但还需要更多的临床试验来进一步证明。

联合粒子植入

什么是粒子植入

根据前文已经讲述的放疗原理，粒子植入也是类似，就是通过放射线来摧毁肿瘤。但是，放疗是属于"外放疗"，放射线从机器内产生，从人体外部向内部辐射；而粒子植入是"内放疗"，放射线从粒子产生，然后从人体内部向外部辐射。这个具体过程是，将放射性核素制成可植入组织的粒子，然后在B超或CT等影像系统引导下植入肿瘤靶病灶内，利用放射性核素释放的射线持续照射肿瘤细胞，达到杀伤肿瘤细胞的作用。^{125}I粒子是最常见的放射性粒子类型，其作用机制与传统放疗相似，可通过持续释放γ射线抑制细胞增殖和血管生成，诱导细胞凋亡，杀伤肿瘤细胞。

粒子植入有哪些优势

对于晚期癌症患者，粒子植入可以延长他们的生存时间，提高生活质量，控制癌症疼痛。

粒子植入疗法有许多优点。首先，粒子与肿瘤组织近距离接触，可以有效地杀死肿瘤细胞，使肿瘤缩小甚至消失，而且因为常见的粒子只会损伤放射源 1cm 距离内的癌细胞，不会伤害其他组织，可有效提高癌症患者的生活质量。再者，因为放射性粒子很小，通常在 B 超和 CT 指导下或在手术过程中植入，只需一个小伤口，疼痛相对轻微。

免疫治疗联合粒子植入治疗也很新颖。最近的研究表明，帕博利珠单抗联合 ^{125}I 能够促进细胞凋亡，造成细胞无法正常增殖，提示了这种联合治疗方式的潜在优势。

联合靶向治疗

前文讲到，基因突变可能是肺癌发生的一种病因，人体内免疫环境失调可能是肺癌发展的促进因素，因此我们思考，是否能够同时针对发生与发展使用药物，以够达到更好的治疗效果呢？

靶向治疗就是针对靶向特定的基因突变使用特定的一类药物，在肺癌中最常见的一种基因突变是 *EGFR* 突变，针对这种基因突变开发的药物是 EGFR-TKI。

很遗憾，目前许多免疫治疗药物联合 EGFR-TKI 的临床试验显示，基因突变的肺癌既不适合单用免疫治疗，也不适合免疫联合靶向 EGFR 治疗，不仅因为其有效率低、不良反应增加，还因为可能会导致出现暴发性进展。

也就是说，对于 *EGFR* 突变的肺癌患者，靶向治疗仍是第一选择，免疫联合靶向 EGFR 疗效不确切，并且安全性令人担忧，可能需要进一步研究其内在机制和有效标志物，以筛选最佳获益人群。

但是，新的靶向位点发现仍使免疫联合靶向治疗存在可能。目前已有免疫治疗联合靶向 PARP 的抑制药的临床试验正在开展，我们非常期待这些试验的结果。

6 免疫治疗的不良事件

免疫治疗，本身也是一场战斗

蔡开灿 / 南方医科大学南方医院
周振宇 / 浙江大学医学院附属第一医院
王延烨 / 浙江大学医学院附属第一医院

肺癌免疫治疗的相关不良事件

21世纪是生命科学的世纪。进入21世纪以来，肿瘤的治疗方式也已经出现了巨大的变化。从手术治疗与非手术治疗泾渭分明，到手术治疗+术后辅助治疗巩固效果，再到术前新辅助治疗+手术治疗+术后辅助治疗相辅相成，肿瘤治疗的模式出现了进一步的革新。从传统的化疗、放疗，到靶向治疗、免疫治疗，肿瘤的治疗手段本身也不断地推陈出新。

然而，新的治疗模式与手段同时也伴随着新的不良反应特征。传统化疗、放疗、靶向治疗相关的不良反应通常会在停药后自行消退，但由于免疫治疗的不良反应与免疫系统的过度激活直接相关，其不良反应与前者存在明显不同，并且可能存在延迟发作，并在停药后仍持续数月。

人体由九大系统组成，即运动系统、消化系统、呼吸系统、泌尿系统、生殖系统、内分泌系统、免疫系统、神经系统和循环系统。人体的免疫系统在发挥作用的时候，会受到两种力量制约，一种力量抑制免疫系统，另一种力量激活免疫系统。只在当两种力量均衡的情况下，人体的免疫系统才能正常。其实我们可以简单地理解为：人体免疫系统不是越强越好，要处于一种平衡状态才是最合适的，如果免疫抑制，那么就可能会出现肿瘤、免疫缺陷病等疾病；如果免疫过度激活，人体免疫细胞反而会攻击自身器官，产生如类风湿关节炎、狼疮、肌炎等自身免疫性疾病。所以，人体的免疫系统既不该出现免疫缺陷，让"外敌"肿瘤有可乘之机；也不该过强攻击自己的组织，从而产生自身免疫性疾病，造成"自己人打自己人"的尴尬局面。

免疫检测点抑制药治疗原本是想增强机体免疫，但是在治疗过程中可能出现矫枉过正的情况，导致免疫系统过度激活，造成免疫细胞攻击自身组织器官，这就出现了相应的不良事件。

这就是免疫检查点抑制药治疗和不良事件产生的机制，更通俗一点来说，其不良事件其实就是免疫过度激活造成的。目前研究的可能的机制：①体内免疫细胞过度活跃；②促进炎症的细胞因子增多；③自身免疫抗体增多。此外，可能还有其他更复杂的免疫机制导致人体免疫系统过度激活，在杀死肿瘤的同时攻击自身正常组织。

免疫治疗在促进免疫系统杀伤肿瘤细胞的同时也可能出现的促使免疫系统攻击人体正常组织、器官的情况，叫作免疫相关不良事件。根据靶点的不同，免疫治疗大致可以分为三个主要类别，但各类免疫治疗药物相关的不良事件谱相似且重叠。按照严重程度，不良事件一般可以分为 5 个级别，具体如下。

- 1 级：无症状或轻微症状，无须干预或仅须观察。
- 2 级：需要最小限度、局部或无创的干预，日常生活局部受限。
- 3 级：具有临床意义但不会立即危及生命，住院时间延长，自理受限。
- 4 级：危及生命，需紧急干预。
- 5 级：造成死亡。

大量临床研究表明，免疫治疗在多种类型肿瘤中均表现出了良好的临床效果。但在治疗期间，确实有一部分患者会出现一些不同程度的不良事件，极个别甚至发生威胁生命的严重不良事件（4~5 级）。因此，早期识别存在不良事件风险的患者并加以预防，同时在发生不良事件后及时诊治，是取得最佳治疗效果的必要条件。通常情况下，对免疫相关不良事件的处理是一种平衡机体免疫系统功能的行为，旨在在不牺牲抗肿瘤治疗效果的条件下抑制免疫反应，使得不良事件得到逆转或改善。

6　免疫治疗的不良事件

神经系统

循环系统

呼吸系统

消化系统

内分泌系统

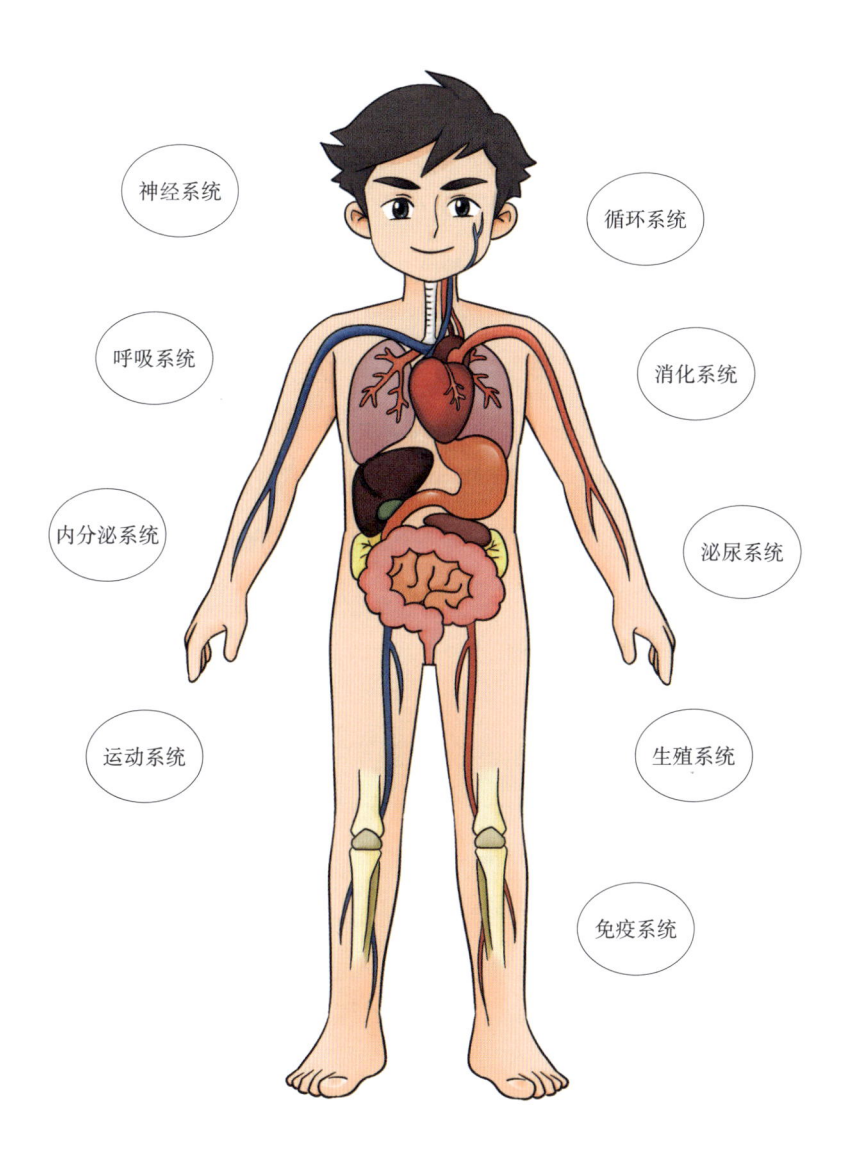

泌尿系统

运动系统

生殖系统

免疫系统

人体九大系统

常见免疫治疗的不良事件

总体上讲，最常出现不良事件的器官系统包括皮肤、消化系统和内分泌系统。虽然肺、心脏、神经系统和血液系统等不良事件发生率较低，但其程度往往更严重。

皮肤不良事件

皮肤毒性是十分常见的免疫相关不良事件。患者通常会出现类似于药物反应的斑丘疹及严重瘙痒。值得注意的是，患者可在没有肉眼可见皮损的情况下出现瘙痒症状。皮肤毒性的分级和后续治疗通常基于皮损累及的体表面积（body surface area，BSA）。

- 1级皮疹（BSA＜20%）：通常可以保守使用抗组胺药和局部类固醇治疗。只要没有症状恶化或病变明显增加，可以继续谨慎应用免疫治疗。

- 2级皮疹（BSA 20%~50%）：应在皮肤科医生指导下添加低剂量类固醇激素进行治疗，并暂停免疫治疗。直至症状改善到1级及以下，同时激素剂量逐渐减少，才可考虑恢复用药。特别值得注意的是，激素剂量的迅速减少，尤其是自行停药，可能导致皮疹急性反弹。

6　免疫治疗的不良事件

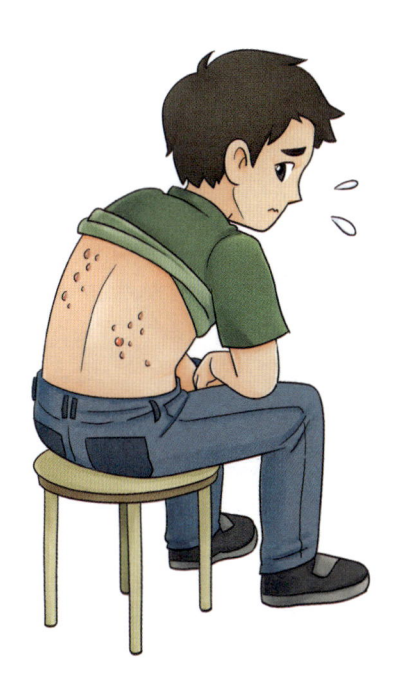

皮肤出现类似药物反应的斑丘疹

- 3级皮疹（BSA＞50%）及以上或对激素不敏感的皮疹：患者应提高激素剂量，并转诊至皮肤科治疗。一般应立即停止免疫治疗。对于有水疱样病变、发热或口腔黏膜或生殖器区域病变的患者，应立即进行评估，以排除更严重的情况，包括重症多形红斑（Steven's Johnson 综合征）和中毒性表皮坏死松解症。

温馨贴士

目前已有研究发现，出现皮肤相关不良事件往往预示着 PD-1 治疗有效。但请注意，用药千万不要过于激进，例如发现治疗效果不错，所以即便出现了皮肤不良事件，但由于担心使用激素会影响免疫治疗效果，于是放任不良事件自由发展，这样有可能导致出现更加严重的后果。大家对不良事件一定要有足够的重视，做到早发现、早处理。

消化系统不良事件

消化系统的免疫反应不良事件常见于胃肠道毒性、肝毒性、胰腺毒性等。

- 胃肠道毒性：胃肠道的免疫相关不良事件通常为腹泻、结肠炎和自身免疫性肝毒性。腹泻、结肠炎最常见于 CTLA-4 抑制药单药治疗和与 PD-1 抑制药的联合治疗中。发生率为 30%～50%（任何级别）不等。在单独 PD-1 抑制药治疗中并不常见，其中不到 20% 的患者出现腹泻、结肠炎。症状表现从大便数量的轻微增加、腹泻，到脱水并需要住院治疗。

虽然致命性的肠穿孔比较罕见，但需要认识到早期肠道毒性识别和治疗的必要性。仔细评估患者的排便习惯对于早期发现和干预胃肠道毒性至关重要。患者家属

6 免疫治疗的不良事件

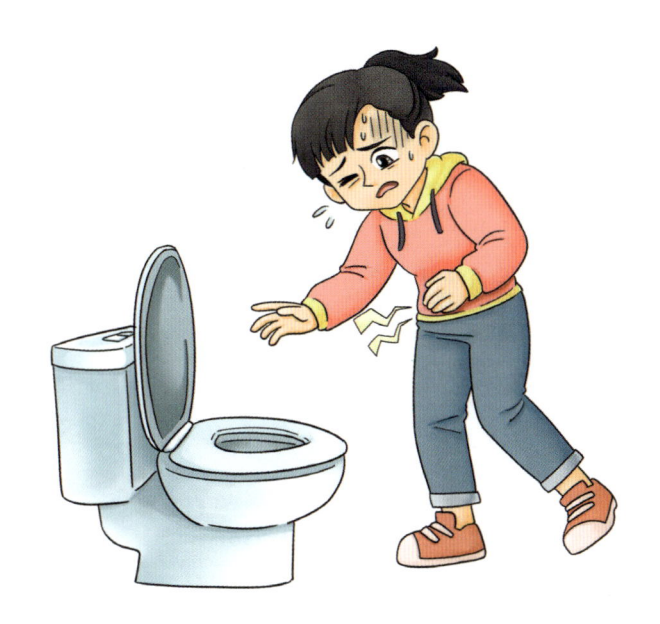

与胃肠道免疫相关的腹泻

应当配合患者及时记录排便次数和粪便的黏稠度，方便临床医生评估。需要注意的重要提示信息应包括便血、黏液便、发热、腹痛和（或）脱水迹象（低血压、虚脱）。

大多数 1 级腹泻患者（排大便次数每 24 小时增加不超过 4 次）可采用保守方法进行治疗，其中包括清淡饮食（包括流质饮食等），增加液体量，同时密切监测粪便量有无增加。

在腹泻过程中应谨慎并尽量避免使用止泻药，因为这些药物可掩盖症状恶化，并且对任何潜在的结肠炎均没有疗效。

> ➢ 1级腹泻：患者通常可以在严密观察下继续进行免疫治疗。
>
> ➢ 2级以上腹泻：患者需要进行干预，通常可使用激素以防止症状进一步加重。2级腹泻患者应进行前往医院进行进一步诊治，直到症状恢复到1级及以下。
>
> ➢ 3级或更重的腹泻：患者可能需要停止治疗，但以下情况例外：由于CTLA-4抑制药通常更容易引起腹泻，恢复到2级以下并停止使用类固醇药物的患者可以重新尝试单药PD-1抑制药治疗，包括那些在双药联合时出现腹泻的患者。

对于3级或更高级别的腹泻患者，或任何级别的激素难治性腹泻患者，应由消化科医生进行评估，并通过乙状结肠镜和（或）结肠镜检查来评估结肠炎的程度，评估是否需要使用生物调节剂来治疗腹泻。

- 肝毒性：肝毒性是T细胞浸润导致肝细胞炎症的直接结果。如果不治疗，自身免疫性肝炎会导致肝功能衰竭，最终死亡。患者在常规肝功能检测（liver function test，LFT）中常表现为无症状的转氨酶升高和（或）高胆红素血症。每次输注免疫治疗前，应根据以下实验室检查数值对患者进行评估：谷草

6 免疫治疗的不良事件

转氨酶、谷丙转氨酶、碱性磷酸酶、总胆红素和直接胆红素。此外,出现腹痛、极度疲劳和(或)黄疸的患者也应立即进行自身免疫性肝炎的评估。所有患者均应排除引起上述症状的其他原因,特别是肿瘤肝转移进展。

免疫检查点抑制药相关肝毒性的处理措施概括如下。

> 1级:在免疫治疗期间每周仔细监测LFT。

> 2级及以上:在应用免疫检查点抑制药的同时加用激素治疗,同时每周监测2次LFT,直到恢复至1级及以下。一旦LFT稳定和(或)开始下降,可以逐渐减少激素,并继续频繁监测LFT。因为自身免疫性肝炎可以重新出现,症状缓解后再次使用免疫治疗时需要仔细监测LFT。

> 3级或更高级别的自身免疫性肝炎:激素治疗后复发的患者应咨询肝病学家进行进一步治疗。

- 胰腺毒性:胰腺损伤也比较少,胰腺包括内分泌腺和外分泌腺。前文提到的分泌胰岛素的胰岛属于胰腺的内分泌腺,胰腺的外分泌腺体专门分泌淀粉酶和脂肪酶。在使用免疫抑制药早期,很多患者淀粉酶和脂肪酶轻度升高,但是很快都能恢复到正常。有些患者仅有淀粉酶和脂肪酶的升高,没有任何症状,可以继续免疫治疗,同时判断升高的原因、是否有转移等情况，密切监测淀粉酶和脂肪酶的变化。如果有淀粉酶和脂肪酶升高，并且出现了腹痛、恶心、呕吐、血糖升高的症状，需要提高警惕，这表明可能出现了胰腺炎。

> **温馨贴士**　大部分免疫相关性肠炎予以激素单药治疗均能够得到很好控制。遵医嘱服药即可控制。一定要注意，症状缓解时不能突然停药，而是要逐步减量，慢慢停药。

内分泌系统不良事件

日常治疗过程中，内分泌系统的免疫相关不良事件通常分为两类，一类涉及甲状腺，另一类涉及垂体－性腺－肾上腺（pitutary-gonadal-adrenal，PGA）轴。内分泌系统疾病的诊断可能很难分类，因为许多患者会出现全身性症状（如疲劳）。因此，这类免疫相关不良事件常被误诊。此外，患者可能因其他免疫相关不良事件使用激素，使内分泌相关的免疫相关不良事件在这段时间内被掩盖，仅在激素逐渐减少（如继发性肾上腺功能不全）时才变得明显，而其病因（如免疫相关不良事件与长期使用类固醇）几乎不可能被识别。

甲状腺功能异常可分为甲状腺功能亢进和甲状腺功能减退两种。最常见的情况是,常规监测患者甲状腺功能出现无症状的促甲状腺激素(TSH)降低,以及高游离 T_3 和(或)T_4。一些患者会有短暂心动过速,需要暂时应用低剂量 β 受体拮抗药。通常,这一阶段的甲状腺炎将在 4~6 周内自行消退,甲状腺功能可恢复至正常水平,不需要进一步干预。然而,部分患者可出现明显的甲状腺功能减退(定义为 TSH>10mU/L)。出现明显甲状腺功能减退和(或)出现症状性甲状腺功能减退的患者可到内分泌科继续治疗。

在免疫治疗期间,患者应每 3~6 周检查 1 次甲状腺功能。孤立性自身免疫性甲状腺炎患者可以继续接受免疫治疗,几乎不影响治疗周期。

PGA 轴功能障碍通常表现为垂体炎。垂体炎患者通常会出现急性严重头痛、恶心,可能表现为呕吐和深度疲劳。考虑到这些症状与急性颅内转移性疾病的相似性,临床医生应进行细致的鉴别诊断。垂体炎的诊断通常基于皮质醇水平早晨减低甚至无法检测,以及低促肾上腺皮质激素水平。在这些情况下,建议患者使用磁共振成像来排除颅内疾病和其他免疫治疗相关的神经系统疾病(如脑炎),MRI 也有助于诊断垂体功能障碍;但是,在进行 MRI 检查时,应要求影像科医生对垂体进行特定的成像，因为这些检查通常不是常规检查的一部分。需要注意的是，在垂体炎的急性期，大约 75% 的患者在 MRI 成像上会出现垂体的信号增强或体积增大。治疗这种免疫相关不良事件的中心理念是减少垂体炎症，从而减轻相关症状。大多数患者需要住院治疗。然而，与其他免疫相关不良事件不同的是，大剂量激素可在 1~2 周内缓解垂体炎的急性症状，此后激素可更快速地减至生理替代水平（前提是不存在其他免疫相关不良事件）。不幸的是，大多数患者会遗留永久性继发性肾上腺功能不全，需要终生接受糖皮质激素替代治疗。值得注意的是，应在急性期暂停使用免疫检查点抑制药；直到患者症状缓解，同时泼尼松的剂量逐渐减少至较低且无症状复发，再恢复使用免疫检查点抑制药。虽然罕见，但这些药物可导致原发性肾上腺功能不全（肾上腺危象）。这是一种危及生命的紧急情况，需要立即识别和治疗，以减少发病率和病死率。患者应该立即停止使用免疫检查点抑制药，直到症状消失、电解质正常、类固醇用量逐渐减少。

6 免疫治疗的不良事件

温馨贴士 出现甲状腺功能减退和甲状腺功能亢进不需要停止免疫检查点抑制药治疗，也不需要使用糖皮质激素治疗。可定期检测甲状腺功能，甲状腺功能减退患者要注意，排除中枢性甲状腺功能减退后可行甲状腺素替代治疗。内分泌系统出现的不良事件，除了垂体炎需要糖皮质激素处理外，其他不良事件都可予以激素替代治疗及对症治疗。

呼吸系统不良事件

呼吸系统的免疫反应不良事件常见于肺毒性，虽然肺毒性不是常见的免疫相关不良事件，但其发生和进展迅速，并可导致严重的不良事件，甚至死亡。肺毒性或肺炎（通常的表现形式）起始较为隐匿，初始仅表现为轻微咳嗽和运动时轻微呼吸困难，但可迅速发展为低氧血症，伴有明显的呼吸衰竭。由于免疫检查点抑制药相关肺损伤常被误诊为细菌性肺炎，人们对这种免疫相关不良事件往往认识错误、治疗不足。标准的胸部平片检查通常会发现肺野有一些小的变化和（或）实变，因此患者常被诊断为"肺炎"。患者随后常接受不适当的抗生素治疗，并经常继续使用免疫检查点抑制药。肺炎的实际发病率在不同的恶性肿瘤及不同的治疗方案中有所不同。肺炎在单一 PD-1 抑制药治疗中往往比单一 CTLA-4 抑制药治疗中发病率更高。免疫检查点抑制药联合治疗往往有更高的发生率。此外，在原发性肺癌患者和（或）既往肺辐射患者中的发生率似乎更高。

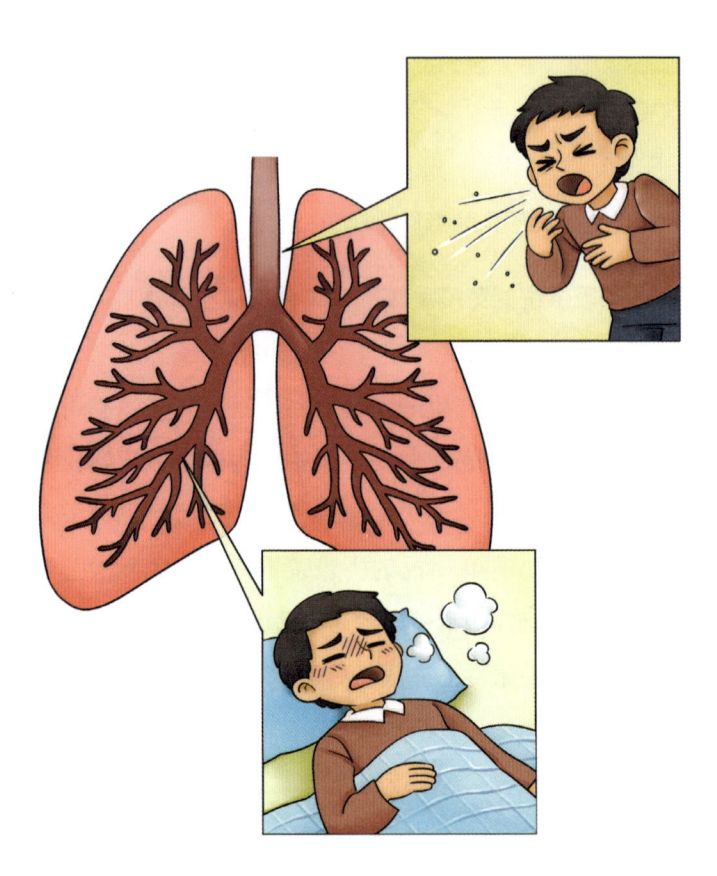

肺毒性或肺炎引起的轻微咳嗽和呼吸困难

对怀疑患有肺毒性的患者，应检查以下内容：系统的呼吸系统病史（评估可能影响诊断的其他因素）、脉搏血氧测定、胸部横断面放射学图像（如 CT 扫描）、肺功能测试、支气管镜检查（排除感染性疾病）。然而，值得注意的是，在发现放射浸润或间质性炎症的情况下，尤其是对有症状的患者，在等待病原学检查结果时不应停用激素，因为这些患者在停用激素后会经历严重的快速恶化。

> 1 级肺毒性（仅限放射线检查结果）：患者通常可以在仔细监测的情况下继续接受免疫治疗，包括更频繁的胸部横截面成像检查。

> 2 级或更高肺毒性：患者应停止免疫治疗，并使用全身性激素。应密切监测患者的呼吸状态和缺氧情况。血氧饱和度异常的患者应住院治疗，并接受大剂量激素静脉注射，直到呼吸状态改善。激素难治性或激素不能迅速改善的患者应进行支气管镜检查，以便进一步明确诊断。泼尼松龙减量后，2 级毒性患者可酌情接受免疫治疗。

> 3 级或 4 级肺毒性：患者不应接受进一步的免疫治疗，因为其可能会加重呼吸系统损害。

温馨贴士

免疫相关性肺炎治疗后再次挑战免疫检查点抑制药问题，即在肺炎基本缓解后继续免疫治疗——如果该患者前期免疫检查点抑制药取得完全缓解且基本达到治疗周期，那么则建议不再用药，继续观察即可；如果前期疾病进展，那么肯定不再考虑接受免疫检查点抑制药治疗；如果前期免疫检查点抑制药获得部分缓解或疾病稳定，但治疗周期还不足，那么则可考虑再次挑战。

泌尿生殖系统不良事件

泌尿生殖系统的免疫反应不良事件常见于肾毒性。在免疫治疗期间，患者很少会出现肾毒性。肾毒性通常表现为急性间质性肾炎。肾毒性的发生率相对较低，从单一PD-1试验中的约1%到接受双检查点抑制药（PD-1抑制药和CTLA-4抑制药）治疗的患者中的3%～4%。常规监测包括基线和每次免疫治疗前的血清肌酐水平。肌酐水平的升高可能是反映肾毒性的早期指标，应密切监测。

- 1级：肌酐轻度升高的患者通常可以继续免疫治疗，并需要频繁监测每周肌酐水平。
- 2级或以上肾毒性：患者应停止治疗，并转诊请肾脏

6　免疫治疗的不良事件

病学家进行进一步的检查，以及考虑肾活检以排除急性间质性肾炎。直到肾毒性等级降至 2 级或更低后，在密切监测肾功能的基础上谨慎恢复使用免疫检查点抑制药。

暂无生殖系统的免疫相关不良事件的明确报道，但仍然需要注意年轻女性的月经周期，若出现明显紊乱，应当及时记录。

> **温馨贴士**　出现肾脏问题应及时咨询临床医师，明确肾脏情况，因为导致肾脏损伤的因素复杂多样。专业问题要交给更专业的医生来处理，患者需谨遵医嘱。

神经系统不良事件

神经系统常见的免疫反应不良事件为神经毒性和眼毒性。

- 神经毒性：虽然神经毒性罕见（发生率 1% 以下），但可能十分严重并危及生命。即使在中断免疫治疗后，这些毒性仍可能出现。神经毒性可从周围神经病变或神经炎到脑炎和急性炎症性脱髓鞘性多发性神经病（acute inflammatory demyelinating polyneuropathy,

AIDP；又称吉兰 - 巴雷综合征）。这些神经毒性作用和许多中枢神经系统转移的临床表现类似，因此必须在尽快排除中枢转移后考虑免疫检查点抑制药的相关神经毒性作用，并在诊断成立后紧急干预，以防止出现严重不良事件和（或）死亡。神经毒性的治疗取决于其类型和严重程度，应与神经疾病学家合作进行。

发生严重神经毒性（如 AIDP）的患者应永久性停止免疫治疗。神经系统损伤之后出现症状时，需要警惕不良事件，包括重症肌无力，主要表现为全身肌肉无力，首先出现双眼睑下垂，睁不开眼，看东西重影，喝水呛咳，举胳膊、梳头无力，扭头困难，活动后全身无力，症状一般早轻晚重，严重时会累及呼吸肌、心肌，危及生命。

> 吉兰 - 巴雷综合征和周围神经病变：临床表现为主要包括四肢感觉丧失，"戴手套、穿袜子"麻木感，轻瘫，虚弱，感觉异常、麻木，吞咽困难，还有些人存在面瘫的症状。免疫检查点抑制药所致的免疫相关性脑炎的症状具有多样性和非典型性，诊断较困难，缺乏特异性，主要以头痛、发热、精神错乱、记忆力障碍、嗜睡、幻觉、癫痫发作、颈项强直、精神状态下降、注意力受损和定向障碍等脑病症状为主要症状。

- ➢ 无菌性脑膜炎：临床较罕见，包括颈部僵硬、发热和头痛。
- ➢ 横断性脊髓炎：临床表现为截瘫、尿潴留及下肢感觉障碍。
- 眼毒性：文献报道了采用免疫治疗后不良事件为葡萄膜炎、鼻出血、虹膜炎、结膜炎和眼眶炎症，最不常见的是葡萄膜炎。患者出现任何眼部症状（如眼睛疼痛、光线不耐受或视力变化）应立即咨询眼科医生，进行适当的检查和治疗。葡萄膜炎和巩膜炎需早期治疗，一般很容易恢复，但是如果时间过长，治疗困难，可能存在失明的风险。

温馨贴士　出现神经系统症状应及时前往医院就诊。

循环系统不良事件

循环系统不良事件常见于心脏毒性。

免疫检查点抑制药相关心脏毒性发病率不高，但致死率高达 39.7%～50%，主要包括心肌炎、心肌病、心包炎、心脏纤维化、心力衰竭、心律失常和心搏骤停。

因具有高致死率的特点，建议接受免疫检查点抑制药（immune checkpoint inhibitor，ICI）治疗者行心电图、肌钙蛋白基线检查；对临床可出现心脏毒性患者需进行心电图、肌钙蛋白、脑利钠肽、超声心动图和胸部X线检查，尽早开展多学科讨论。

循环系统分级如下。

- 1级：无症状，心脏标志物检测值或心电图异常。

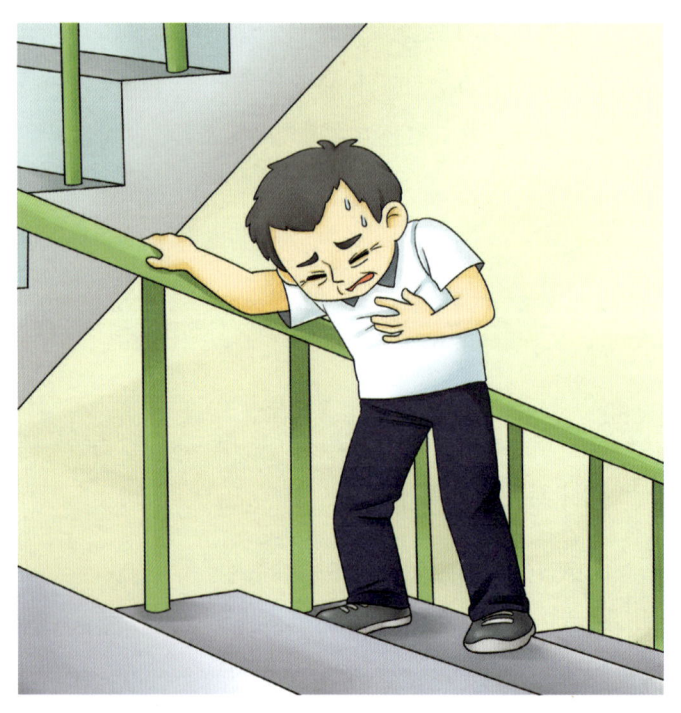

心脏毒性导致的心脏异常

- 2级：轻度症状，心脏标志物检测值和心电图异常。
- 3级：心脏彩超提示左心室射血分数＜50%或局部室壁运动异常，心脏MRI诊断或怀疑心肌炎。
- 4级：危及生命的心脏异常，如恶性心律失常、心源性休克。

温馨贴士

任何程度的免疫检查点抑制药相关心肌炎在未彻底治愈之前，都不能重启ICI治疗。ICI相关心肌炎是高致死性的不良事件，无论医护人员还是患者家属都应该高度重视，尽量做到早认识、早发现、早诊治，进而防止重症心肌炎的发生与进展。

运动系统不良事件

运动系统不良事件主要表现为肌肉疼痛或肌炎，如炎性关节炎（包括血清学阴性的脊柱关节炎）、多发性关节炎、反应性关节炎、肌炎、皮肌炎、风湿性多肌痛等，多为个案报道，发病率尚未明确。一项30例ICI相关性炎症性关节炎患者的回顾性研究发现，联合治疗更易出现膝关节炎和反应性关节炎，单药治疗更易出现小关节受累为主的关节炎。临床需注意受累关节数量及功能评估，治疗方案因临床表现不同而有所差异。轻者应用非甾体抗炎药（布洛芬）或小剂量激素后即能得到缓解，重者则有可能需要联合其他免疫抑制药治疗。如果出现比较典型的关节疼痛症状，一般建议前往风湿科进一步就诊，评估严重程度，与肿瘤科医生共同讨论下一步治疗方案。一般来说，关节性损伤预后较好，一般不停止使用免疫检查点抑制药。

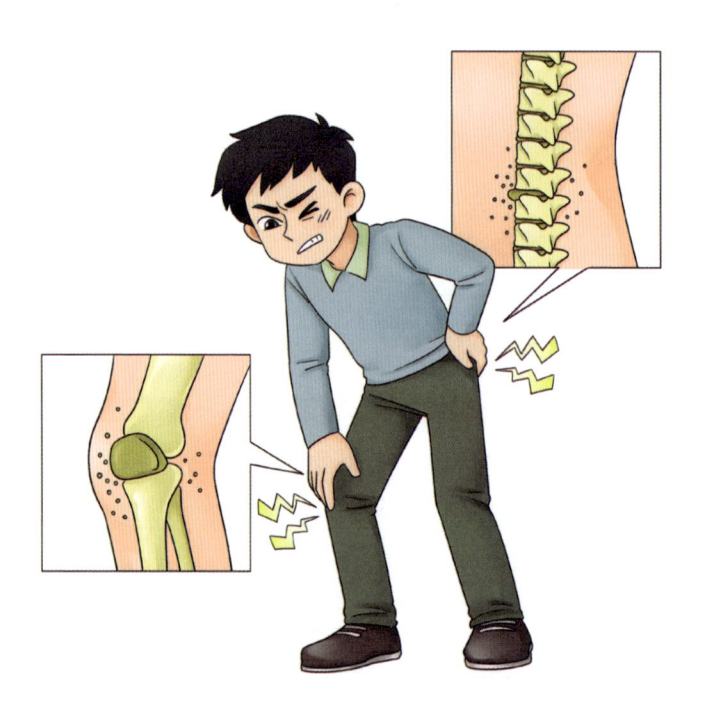

联合治疗引起的膝关节炎和反应性关节炎

6 免疫治疗的不良事件

温馨贴士

在使用免疫检查点抑制药期间,一定要注意肌酸激酶变化和进行全身肌肉疼痛评估。如果患者仅表现为肌痛,则可对症予镇痛治疗,同时继续免疫治疗,并密切监测肌酶水平;如果肌酶出现轻至中度升高,而患者没有任何不适症状,则可以继续观察,或者也可以先短期暂停免疫治疗。

齐心协力,共渡难关

免疫治疗为肿瘤患者提供了新的希望,但免疫治疗药物相关的不良反应与其他抗肿瘤治疗中所出现不良事件不尽相同。免疫相关不良事件是独特的,因为它们是免疫系统操作和刺激的直接结果,其处理也与其他抗肿瘤药物的不良反应不同,通常不能通过简单的停药或剂量调整来解决免疫相关不良事件,而是常需要激素或其他药物的干预来抑制免疫反应。

免疫检查点抑制药的不良事件存在一些共同特点:首先,不同免疫检查点抑制药产生的不良事件谱不同;其次,同一个免疫抑制药作用于不同肿瘤时产生的毒性谱也不同;再次,不同不良事件出现的时间不同,大部分可逆;最后,现实世界里不良事件的发生率要比临床研究和文献报道的发生率高很多。

因此,在患者接受免疫治疗的过程中,希望患者本人和家属能够及时记录治疗日志。在遇上患者自身情况改变时,将其发生变化的情况和时间记录在日志中,这样可以极大方便临床医师对症治疗,从源头保证患者生命健康安全。随着免疫治疗在实体瘤和血液恶性肿瘤中的广泛应用,早期识别并适当处理免疫相关不良事件也将是一项长期的重要工作。免疫治疗相关不良事件需要医生与患者共同努力,做到早发现、早诊断、早治疗。

7

免疫治疗与临床试验

从小白鼠到科学伦理

杨 帆／北京大学人民医院
滕 啸／浙江大学医学院附属第一医院
倪 恒／浙江大学医学院附属第一医院

临床试验的历史

临床试验是由临床诊疗中心或相关科研机构开展的以患者或健康志愿者为研究对象的试验或观察性研究。通常其涵盖的生物医学或行为学研究被用来评价新的技术或治疗手段（如疫苗、药物、饮食结构或医疗设备）的剂量、安全性和有效性，抑或是对已有的治疗干预手段进行深入地探究和相互间的比较。每一项临床试验在开展前，由相关专家委员会和临床伦理委员会权衡其潜在的风险和可能的受益。只有基于已有研究结果和事实，判断认为可能的受益大于潜在风险及符合临床伦理的临床试验会获批得到开展。

不同临床试验在规模和费用方面存在较大差异，通常出于安全考虑，研究者会先进行一个小规模的预试验并根据预试验的结果决定是否扩大研究规模。临床试验可由单中心发起，也可由多中心联合发起，所招募的研究对象可都来自于一个国家或地区，也可来自于不同国家地区。基于不同的研究目的，临床试验可由政府部门推动，也可由医药企业、生物科技公司或是医疗器械企业出资推动。对于大型的多中心乃至跨国的临床研究，为了保障研究过程中的规范性和数据检测处理的一致性，可能会通过第三方机构对试验流程进行监督及数据的处理。

对于疾病的研究和治疗贯穿着整个人类社会发展的历史，不同时期的医学家通过不同的方法对特定的治疗方法进行试验，但由于缺少对照组对治疗效果进行比较，这些历史上的医学试验在严格意义上都不能被归为临床试验。第一个现代意义上的临床试验由苏格兰医生詹姆斯·林德主持开展。受地理大发现的影响，远洋航行在18世纪的欧洲变得十分普遍，但伴随远洋航行而来的是船员因坏血病所导致的高死亡率。为了解决这一问题，林德医生于1747年开展了第1例系统性的临床研究。林德医生招募了12名患坏血病的船员并将其分为6组，每组2人，在接受相同饮食的基础上，第一组船员每天喝1夸脱（约1.14L）苹果酒，第二组船员每天喝25滴硫酸药剂，第三组船员每天喝6勺醋，第四组船员每天喝半品脱海水，第五组船员每天吃2个橙子和1个柠檬，第六组船员则收到了辣酱和1杯大麦水。在为期6天的治疗结束后，第五组船员坏血病的情况有明显好转，此外，第一组船员的症状也出现部分缓解。在这之后，分组对照的理念逐渐被接受采纳，临床试验的理论也逐步成型。

罗纳德·费希尔爵士在英国洛桑农业研究站工作期间提出了对后世影响重大的试验设计原理，他的主要思

肺癌防治新攻略：免疫计·以逸待劳

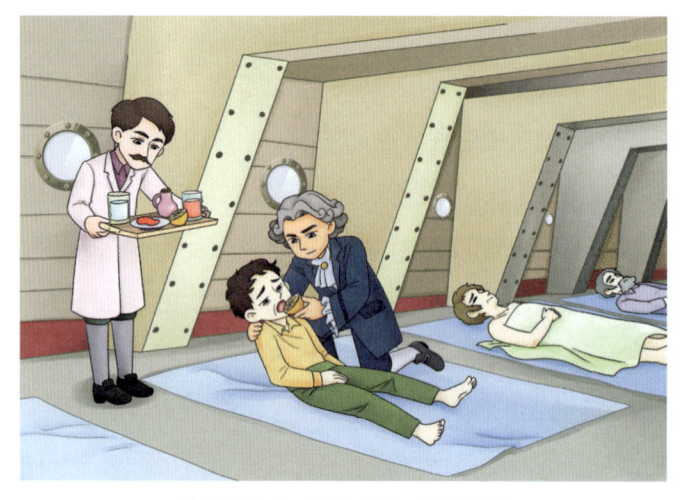

林德医生在喂第五组船员吃柠檬

想首次阐述了随机化、重复、分组和因子的概念及重要性。随后，英国医学研究委员会于20世纪30年代成立了临床治疗试验委员会，为新的药品和诊疗技术相关临床试验的开展提供指导和协助。历史上第1例随机对照临床研究由英国的杰弗里·马歇尔爵士于1946—1947年主持开展，其目的是评估链霉素治疗肺结核的安全性和有效性。在这之后，20世纪50年代，奥斯汀·布拉福德·希尔爵士首次将数学统计学原理应用于临床试验的检验当中，在一项具有里程碑意义的病例对照研究中，希尔爵士与其同事理查德·道尔对吸烟与肺癌的关系进行研究，并利用统计学原理对其相关性进行检验。在此

7 免疫治疗与临床试验

基础上,现代意义上的临床试验受到越来越高地重视,并逐渐得到广泛开展。

临床试验的开展和意义

大部分临床试验被设计为针对某些患有特定疾病并愿意尝试一种新的治疗方案的患者,也有部分临床试验则是招募无既存疾病的健康志愿者,例如新研发疫苗的测试接种。总体来说,临床试验的目的可分为两大类,一类是用于检验某种治疗手段的有效性,另一类则是用于检验该治疗手段的安全性。但关于有效性和安全性的界定不是绝对的,需要综合考虑被试验的治疗手段的具体应用场景、疾病的严重程度,以及是否有其他替代的治疗手段。例如,目前正处于临床试验阶段的一些抗肿瘤药物本身可能存在较多的不良反应,但出于肿瘤高恶性程度、目前没有更好的替代治疗手段、药物治疗全程处于严密的医疗监测下等因素的考虑,这些治疗手段仍被获批使用。因此,每一项临床试验在设计之初均需考虑潜在的风险和可能的获益,只有基于已有事实论证可能获益超过潜在风险的临床试验才能获批开展。

在实际开展一项临床试验之前,研究者会预先论证待探究的治疗方案与已有治疗方案的优劣，并筛选可能获益的目标人群。在临床试验开展的过程中，根据预先确定好的标准对所招募的患者予以特定的治疗或是用于对照的治疗方法，并监测患者疾病进展情况和健康状况变化情况。不同研究所收集的数据有所不同，可以包括基本生命体征、血清或组织药物浓度、临床症状变化情况、疾病进展情况。在研究过程中及研究结束后，研究者对所收集的数据进行分析，并根据统计学检验结果得出科学的结论。除了一些小样本量的单中心研究外，一般的临床试验会通过一份研究者操作手册来规范来自不同中心的诊疗标准、数据采集步骤和不良事件处理，以保证来自不同中心的数据的可比性。

临床试验的分类与分期

临床试验的分类

根据是否对研究对象进行干预，临床试验可分为观察性研究和干预性研究。

观察性研究： 研究者不对受试者进行药物或治疗方案等干预，仅观测并记录分析受试对象疾病、行为方式

7 免疫治疗与临床试验

或健康状况的改变。

干预性研究： 研究者通过药物试验、手术方式改变、新的医疗仪器或诊断方法的应用对受试者的健康状况进行干预，并观察记录干预组与对照组间的差异，以此来检验干预手段与传统治疗方式的优劣。

除了上述分类方式外，临床试验还可根据研究目的进行分类。

预防性研究： 目的在于防止健康人群患病或是控制疾病的复发，包括预防性用药的测试、维生素及其他微量元素的膳食补充及疫苗的研发。

诊断性研究： 被用于检验某种疾病诊断方法的敏感性和特异性，并与现有的诊断方法进行比较。

治疗性研究： 治疗性研究被用于试验新研发的药物、新的用药方案、新的手术术式或方案的安全性和有效性。

生活质量研究： 也称支持治疗研究，用于检验提高慢性疾病患者生活质量的方法。

基因研究： 用于评估特定基因位点的改变对于某种疾病易感性的影响。

拓展性应用研究： 是指在小规模患者中使用未经完整论证并在常规情况下未经批准的治疗手段研究。只有在常规治疗手段均失败或是针对某些罕见病没有经批准的治疗手段的情况下，拓展性应用研究才被允许开展。

适应性临床研究：是指根据研究过程中所获得的数据，在研究开展的过程中不断对试验设计进行修改的研究。相应的修改可以包括药物剂量、所选用的药物种类、样本量、入组标准等。通过对试验设计的不断改进，有助于研究中快速确定具有疗效的药物种类及用药剂量，使受试者获得更好的治疗效果。

临床试验的分期

通常临床试验可被分为四期，每个阶段的临床试验所纳入的样本量不同，并且在研究目的上也有所侧重。当某一项药物、治疗方案或是医疗仪器经过Ⅰ～Ⅲ期临床试验被证明有效后，其会获得国家有关机构的批准并上市。上市后，Ⅳ期临床试验会被开展，在更长的时间跨度和更大样本量的基础上检测药物、治疗方案或是医疗仪器的安全性和有效性。

Ⅰ期临床试验：Ⅰ期临床试验的目的主要是论证研究方案的安全性，通常在20～80人的小范围内开展，以确定药物使用的安全剂量范围和相关的不良反应。

Ⅱ期临床试验：Ⅱ期临床试验可分为Ⅱa期临床试验和Ⅱb期临床试验。Ⅱa期临床试验通常被用于确定药物治疗的剂量范围，而Ⅱb期临床试验则用于比较该治疗方案相较于传统治疗方案的有效性。

Ⅲ期临床试验： Ⅲ期临床试验具有更大的样本量（通常包括 1000～3000 人），为了排除试验误差和受试者的个体差异，需要在更大的样本中验证药物或治疗方案的安全性和有效性，同时对不良反应的严重程度进行评估，并寻找可能的减轻不良反应的方法。

Ⅳ期临床试验： Ⅳ期临床试验在药物上市或某种治疗方案实际投入临床使用后开展，目的是长期监测评估药物或治疗方案的安全性和有效性。对于已经通过前期临床试验的药物，也有可能引起非常罕见的严重并发症，在这种情况下，该药物就只能选择退市，其中典型的案例包括德国拜耳公司于 20 世纪研发的降脂药西立伐他汀钠。FDA 于 1998 年批准其上市，得益于较好的降血脂效果，其上市后在超过 80 个国家的 600 多万患者当中广泛使用。但Ⅳ期临床试验的结果报告显示，世界范围内共收到 52 例因服用西立伐他汀钠引起横纹肌溶解并最终导致死亡的案例，死亡数显著高于同类其他产品。因此，拜耳公司于 2001 年 8 月将西立伐他汀钠撤离全球市场。

在新药研发过程中，0 期临床试验也被开展用于评价药物在人体内吸收、分布和代谢清除的相关指标。0 期临床试验所纳入的样本量更小（通常仅 10～15 人），其所获得的数据对于从理论上研究药物作用和指导后续临床研究具有十分重要的意义。

临床试验的伦理

出于保护患者权利和福祉的考虑,所有临床试验在开展前均需通过所属机构相应的伦理委员会的审查。遵照相关国家地区的法规和准则,伦理委员会对每一项提出申请的临床试验进行科学性、伦理性和质量保证三方面的审查。具体包括,科学评价临床试验的风险受益比、更加规范的知情同意过程、受试者招募和隐私保护及信息保密的相关措施、持续伦理审查的要求、研究信息的公开注册和结果公布。设立伦理审查机制的目的,除了用于规范伦理试验的开展外,更重要的是在临床试验的过程中维护每一个受试者的最大福祉,保证每一个受试者都有可能从临床试验中获益。

临床研究的伦理规范

由于临床试验对象的特殊性,世界各国都颁布了伦理指南和法规性文件。目前,国际公认的临床研究伦理规范包括《赫尔辛基宣言》、国际协调会议-药品临床试验管理规范(ICH-GCP)和国际医学科学组织理事会 2002 年颁布的《涉及人的生物医学研究的国际伦理法则》。我国根据实际国情,由国家食品药品监督管理局于 2003 年颁布了《药物临床试验质量管理规范》,在

7 免疫治疗与临床试验

此基础上,国内各大医疗科研机构纷纷成立伦理委员会对药物临床试验进行伦理审查。随后,我国卫生部于 2007 年颁布的《涉及人的生物医学试验伦理审查办法(试行)》和国家食品药品监督管理局于 2010 年颁布的《药物临床试验伦理审查工作指导原则》进一步对伦理审查中的重要环节提出明确的要求和规定。其中主要明确了伦理委员会进行伦理审查的目的、组织管理的要求和条件,规范了伦理审查的程序、方式、内容要点和要求。

基于对受试者安全与权益的保护,以及对临床试验科学性和伦理性审查的要求,我国《药物临床试验伦理审查工作指导原则》中明确指出经伦理委员会批准研究的项目必须至少符合以下标准。

- 受试者的风险相对于预期受益来说是合理的,对预期的试验风险采取了相应的风险控制管理措施。
- 受试者的选择是公平公正的;知情同意书告知信息充分,获取知情同意过程符合规定;保护受试者的隐私和保证数据的保密性。
- 如有需要,试验方案应有充分的数据与安全监察计划,以保证受试者的安全。
- 涉及弱势群体的研究,具有相应的特殊保护措施。

科学性和伦理性审查

所有临床试验的开展均需符合科学性和伦理性的要求。我国《药物临床试验伦理审查工作指导原则》指出，伦理委员会在进行研究科学性审查时应关注：①试验符合公认的科学原则，必须有足够的科学文献和其他相关信息来源（如相关的动物实验）作为其理论基础；②与试验目的有关的试验设计（随机、盲法、样本量、期中分析等）和对照组设置的合理性；③受试者提前退出试验的标准，暂停或终止试验的标准。临床试验科学性审查的目的在于评估该项试验的科学价值是否值得开展，以及试验设计是否完善、能否得出预期结论。

临床试验的伦理性审查可以涵盖诸多目的，具体如下。

- 审查风险受益比：所有临床伦理相关的规章、准则都强调临床试验必须在预期受益大于潜在风险的条件下才可开展。具体包括估计试验风险的性质、程度和发生概率，以及可获得的对潜在风险的处置手段。对于受益的评价，则需综合考虑受试者个人获益及可能的社会受益。

- 审查知情同意：受试者招募过程，在实际决定参加临床试验之前，需要完整的告知受试者研究目的、研究设计和实施、预期研究时间、可预见的风险或不便、合理的预期受益、研究相关的伤害事件的赔偿等，并由受试者

7 免疫治疗与临床试验

自愿参加临床试验,不得以任何手段胁迫或诱使其参与。
- 审查隐私和保密措施:由于临床试验开展过程中涉及被试者个人隐私及身体健康情况,所有的相关信息均需保密,所有受试者资料均以特定的受试者编号来识别。
- 审查弱势群体:临床试验中的弱势群体指行为能力受限而无法同意或拒绝的人,包括儿童、智力低下者、精神疾病患者、囚犯及经济条件差和文化程度很低的人。对于上述人群需给予特殊的保护。
- 持续审查和研究信息公开注册与结果公布:持续审查原则要求伦理委员会应对所有批准的临床试验进行持续审查,直至试验结束。研究信息公开注册与结果公布则要求在受试者招募前,所有临床试验都应在公共数据库进行注册,所有的研究结果(包括阴性结果)均需公开发表。

为什么要参与临床试验

美国 NCCN 指南推荐在缺乏标准化治疗手段的情况下,鼓励患者参与临床试验研究。在国内,部分患者抗拒参加临床试验,一方面是为其中的不确定性而感到恐惧,另一方面则是认为参与临床试验就相当于去做"小白鼠"。但实际上,如前所述,被批准开展的临床试验均经过严格的科学性审查，试验结论均经过动物实验论证，并且经评估受试者的可能获益大于潜在风险。此外，临床试验对开展单位的资质也有要求，一般能开展临床试验的医院、科室综合实力都较强，是由国家药品监督管理局严格考核审批建立的临床试验基地，并且在整个试验期间，被试者的健康状况均处于主管医生的严格监测下，对于可能出现的风险也能获得及时的治疗。

  对于患者来说，参与临床试验意味着有更多的机会了解疾病在国内、国际上的最新研究进展和与领域内专家进行沟通交流，并且能享受到目前最为先进的疾病治疗手段和健康监测手段。尤其是对于患有目前缺乏标准治疗手段的疾病的患者，参与临床研究可能是疾病控制的最后希望。此外，大多数药物临床试验的治疗对于受试者来说都是免费的，并且会为每一位受试者购买保险和提供一定的补助。考虑到目前抗肿瘤治疗的靶向药和免疫制剂高昂的价格，参与临床试验对于患者来说无疑也是一种经济的选择。对于肿瘤治疗相关临床研究的受试者来说，参与临床研究可以获得更加系统和规律的随访与复查安排，对肿瘤复发转移的早发现、早治疗具有重要的意义。除了受试者本身可能的个人获益外，临床试验更大的价值在于可能的社会获益。每一项成功的临床试验，对于疾病的治疗来说都是重大的进步，未来能有更多的患者从中受益。

7 免疫治疗与临床试验

我国临床研究的现状

2015年以来,在"创新驱动"和"健康中国"战略的引领下,药品审评审批制度改革不断深化,我国药物研究的环境得到了极大改善,正在从跟随模仿走向自主创新。我们在很长一段时间都是处于学习和跟随阶段,由仿制到创新经历了漫长的发展历程。由开始参与国际多中心研究,到如今有了自己的创新药物,根据中国人群的特征与疾病谱设计临床试验,并走上国际舞台分享成果,可以说起步虽晚,但后来居上。国家药品监督管理局药品审评中心于2021年11月10日发布了《中国新药注册临床试验现状年度报告(2020年)》,该报告主要从申办者类型、药物类型、试验品种、适应证、试验分期、特殊人群试验、试验组长单位、启动耗时和完成情况等内容,多角度多层次解析了目前临床试验的总体趋势与主要特点。2020年度共登记临床试验2602项,较2019年总体增长9.1%(2386项)。其中,创新药高于仿制药,占比分别为57%(1473项)和43%(1129项)。

此外,我们的创新药物无论从质量上还是数量上均得到了较大提升。2017年10月,中共中央办公厅、国务院办公厅发布《关于深化审评审批制度改革鼓励药品医疗器械创新的意见》,进一步确立了药品科学监管的改革思路，系统完整地提出了药品监管改革的具体政策，并通过新修订《药品管理法》将改革政策法制化，这一系列举措开启了中国药品监管改革的新纪元，为中国医药产业的创新发展带来春天，具有重要的里程碑意义，极大地鼓励了我国医药产业创新发展。

肺癌免疫治疗相关的临床试验

肺癌是全球范围内第一高发的癌症，同时也是造成死亡数最高的癌症。对于肺癌的非手术治疗手段，经历了化疗、放疗和靶向治疗，免疫治疗成为当下的研究热点。在黑色素瘤及血液系统疾病中获得良好治疗效果后，免疫治疗在肺癌中的应用也备受关注，各种临床试验也获得了开展。

晚期非小细胞肺癌（NSCLC）免疫治疗临床试验

晚期 NSCLC 二线免疫单药治疗

CheckMate017 是一项双盲Ⅲ期临床试验，研究共纳入 272 名鳞状细胞癌患者，比较了纳武利尤单抗单药（3mg/kg）与多西他赛（75mg/m^2）对晚期非小细胞肺癌的治疗效果。结果显示，纳武利尤单抗治疗的响应率为 20%，明显高于多西他赛的 9% 响应率，但是在响应时间上没有显著差异（2.2 个月 vs. 2.1 个月）。纳武利尤单抗治疗的中位无进展生存期（PFS）为 3.5 个月，高于多西他赛的 2.8 个月（HR=0.62，95%CI 0.47~0.81）。1 年的 PFS 纳武利尤单抗治疗组为 21%，高于多西他赛的 6%。在总生存率（overall survival，OS）上，纳武利尤单抗治疗也获得了更佳的治疗效果，纳武利尤单抗治疗的中位 OS 为 9.2 个月，而多西他赛治疗的中位 OS 仅有 6.0 个月（HR=0.59，95%CI 0.44~0.79）。在治疗相关不良反应发生率上，纳武利尤单抗也优于多西他赛治疗（58% vs. 86%），在 3 级或 4 级治疗相关不良反应的发生率上，纳武利尤单抗治疗组仅有 7%，而多西他赛治疗组则高达 55%。因不良反应中断治疗的比例在纳武利尤单抗组为 3%，而在多西他赛组为 10%。基于以上研究结果，美国 FDA 批准纳武利尤单抗用于晚期鳞状 NSCLC 的二线治疗。

晚期 NSCLC 一线免疫单药治疗

Ⅲ 期临床研究 KEYNOTE024 是第一项针对一线免疫单药治疗的临床试验，其在 PD-L1 肿瘤比例评分≥50% 且非靶向治疗适应证（无表皮生长因子受体 EGFR 和间变性淋巴瘤激酶 ALK 基因突变）的 Ⅳ 期 NSCLC 患者中比较帕博利珠单药治疗与标准含铂化疗的疗效。结果表明，帕博利珠单抗治疗患者的中位 PFS 为 10.3 个月，显著长于含铂化疗组的 6.0 个月（HR=0.50，95%CI 0.37～0.68）。此外，相较于含铂化疗组，帕博利珠单抗治疗具有更好的客观有效率（44.8% vs. 27.8%），更低的不良反应发生率（73.4% vs. 90.0%）。研究过程中，超过 50% 的患者交叉接受了帕博利珠单抗治疗，结果显示，帕博利珠单抗治疗组患者的中位 OS 仍显著长于含铂化疗组（30.0 个月 vs. 14.2 个月，HR=0.62，95%CI 0.47～0.86）。基于以上结果，FDA 于 2016 年 10 月批准帕博利珠单抗作为 PD-L1 高表达（TPS≥50%）且 EGFR/ALK 突变阴性的转移性 NSCLC 的一线治疗。

晚期 NSCLC 一线双免疫治疗

PD-1 或 PD-L1 抑制药是免疫治疗的重要组成部分，但除此之外也有作用于其他靶点的免疫抑制药，如细胞毒性 T 淋巴细胞相关抗原 –4（CTLA-4）。CheckMate227 是一项Ⅲ期临床试验，研究比较了双免疫联合治疗（PD-1 抑制药纳武利尤单抗联合 CTLA-4 抑制药依匹木单抗）与标准含铂化疗的疗效。结果显示，与化疗相比，双免疫联合治疗可以明显延长 PD-L1 TPS≥1% 患者的中位 OS（17.1 个月 vs. 14.9 个月，HR=0.79，95%CI 0.65～0.96），中位持续缓解时间则长达 23.2 个月。此外，对于 PD-L1 TPS＜1% 的患者在接受双免疫联合治疗后中位 OS 为 17.2 个月，长于化疗组的 12.2 个月（HR=0.62，95%CI 0.48～0.78）。基于以上结果，FDA 批准双免疫联合治疗（PD-1 抑制药联合 CTLA-4 抑制药）和（或）2 个周期化疗为晚期 NSCLC 的一线治疗方案。

晚期 NSCLC 一线免疫治疗联合化疗

KEYNOTE-189 是一项 Ⅲ 临床试验，研究共纳入 616 名未经治疗的 EGFR 和 ALK 突变阴性的非鳞状细胞癌的 NSCLC 患者。受试者被随机分为帕博利珠单抗联合化疗治疗组和化疗组，在整个研究过程中，40.8% 的化疗组患者交叉接受了帕博利珠单抗治疗，研究的中位随访时间为 23.1 个月。结果表明，免疫联合化疗组的中位 OS 为 22.0 个月，显著长于化疗组的 10.7 个月（HR=0.56，95%CI 0.45～0.70）。免疫联合化疗组的 2 年生存率为 45.5%，显著高于化疗组的 29.9%。此外，与化疗相比，免疫联合化疗具有更好的响应率（48.0% vs. 19.4%）及更长的中位响应时间（12.4 个月 vs. 7.1 个月）。免疫联合化疗组的中位 PFS 为 9.0 个月，而化疗组仅为 4.9 个月（HR=0.48，95%CI 0.40～0.58），治疗相关不良反应免疫联合化疗组略高于化疗组（71.9% vs. 66.8%）。基于以上研究结果，FDA 于 2018 年 8

月批准免疫联合化疗为晚期非鳞状细胞癌 NSCLC 患者的一线治疗方案。

晚期 NSCLC 一线免疫联合化疗加抗血管生成治疗

既往研究表明，抗血管内皮生长因子治疗联合化疗可有效改善晚期 NSCLC 患者的预后，在此基础上，Impower150 临床试验研究了在抗血管生成靶向治疗结合传统化疗的基础上联合免疫治疗能否进一步提高疗效。研究将患者随机分为阿特珠单抗+卡铂+紫杉醇组（ACP 组）、阿特珠单抗+贝伐珠单抗+卡铂+紫杉醇（ABCP 组）和贝伐珠单抗+卡铂+紫杉醇（BCP 组）。结果显示，ABCP 组的中位 PFS 为 8.3 个月，较 BCP 组的 6.8 个月有明显延长（HR=0.62，95%CI 0.52～0.74）。中位 OS 在 ABCP 组为 19.2 个月，显著长于 BCP 组的 14.7 个月（HR=0.78，95%CI 0.64～0.96）。尽管 FDA 批准了阿特珠单抗+贝伐珠单抗+卡铂+紫杉醇作为晚期非鳞状细胞癌 NSCLC 患者的一线治疗，但值得注意的是，57% 的四药联用患者出现了 3 级以上不良反应。因此，在实际应用的过程中，需综合评估患者的疾病情况，做出适当选择。

局部晚期 NSCLC 免疫治疗临床试验

局部晚期 NSCLC 放化疗后的巩固免疫治疗

目前，对于不可手术的 III 期 NSCLC 患者的治疗手段是同步放化疗或序贯放化疗，但患者的中位 OS 只有 28.7 个月，5 年生存率也仅有 32.1%。基于此，研究者进一步探究免疫治疗在局部晚期 NSCLC 放化疗后的巩固作用。PACIFIC 是一项纳入 713 名患者的 Ⅲ 期临床试验，其采用 PD-L1 抑制药度伐利尤单抗作为同步放化疗后疾病未进展患者的巩固治疗，与标准同步放化疗治疗相比，接受度伐利尤单抗治疗患者的中位 PFS 更长（16.8 个月 vs. 5.6 个月，HR=0.51，95%CI 0.41~0.63）。随后在 2020 年，研究者更新了 PACIFIC 研究 4 年的 OS 数据，接受免疫巩固治疗患者的 4 年 OS 率为 49.6%，中位 OS 达到 47.5 个月，比放化疗标准治疗组延长 18.4 个月，降低了 29% 的死亡风险。因此，FDA 批准度伐利尤单抗用于局部晚期 NSCLC 同步放化疗后的巩固治疗。

可切除 NSCLC 的术前新辅助免疫治疗临床试验

可切除 NSCLC 的术前新辅助免疫治疗

目前，手术切除仍是早期 NSCLC 的标准治疗手段，对于术前新辅助免疫治疗的临床试验仍处于探索阶段。NEOSTAR 是一项单中心的 Ⅱ 期临床试验，研究比较了纳武利尤单抗与纳武利尤单抗联合依匹木单抗的术前新辅助治疗疗效。共 44 名患者接受术前新辅助治疗，其中

39 名患者在新辅助治疗结束后接受根治性手术。在 23 名接受纳武利尤单抗治疗的患者中，病理学显著缓解率（MPR）加上病理学完全缓解率（pCR）为 17%，而在双免疫联合治疗患者中的 pCR 可达 29%，MPR 加 pCR 为 33%。

可切除 NSCLC 的术前新辅助免疫治疗联合化疗

基于免疫治疗联合化疗在晚期 NSCLC 中取得的成功，研究者开始考虑其在早期可切除 NSCLC 中的应用价值。NADIM 是一项 II 期临床试验，共纳入 46 名 ⅢA 期 NSCLC 患者，每名患者在术前都接受 3 个周期的纳武利尤单抗联合化疗的新辅助治疗方案，并在术后接受为期 1 年的纳武利尤单抗巩固治疗。在 24 个月的中位随访时间内，2 年的 PFS 可达 77.1%，2 年的 OS 则可达 89.9%。术后病理显示，MPR 可达 83%，pCR 则可达 63%。在达到 MPR 或 pCR 的患者中，88.4% 的患者在 2 年内疾病无进展。尽管该研究是一项缺乏对照组的单臂研究，但该研究所展示出的高 MPR 和 pCR 仍提示术前新辅助免疫治疗联合化疗可有效缩小肿瘤体积，提升手术效果。相应的结论仍需在更大规模的随机对照研究中进行证实。

8 免疫治疗新进展

向前一步，免疫抗癌

刘建阳 / 吉林省肿瘤医院
倪彭智 / 浙江大学医学院附属第一医院
何天煜 / 浙江大学医学院附属第一医院

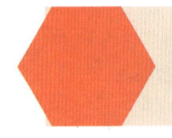

CAR-T 疗法：免疫治疗肺癌的里程碑

如前文所述，2012 年美国宾夕法尼亚州 7 岁的急性淋巴细胞白血病小患者艾米莉，在接受了来自宾夕法尼亚大学开展的首次 CAR-T 疗法试验治疗之后，身体状况良好，截至目前她依然健康地活着。艾米莉的白血病被成功治愈，创造了人类历史上的一个医学奇迹。

那么，创造了这个奇迹的 CAR-T 疗法究竟有何特别之处？

在癌症发展过程中，癌细胞会通过各种手段将自己伪装成正常细胞，从而逃离人体免疫系统的"卫兵"，也就是 T 细胞的杀伤。CAR-T 疗法的全称是嵌合抗原受体修饰 T 细胞免疫疗法，是过继细胞疗法的一种，其中"CAR"是一种专业医学术语的简称，"T"指的就是 T 细胞。它就是通过基因工程的手段，将嵌合抗原受体导入患者的 T 细胞，以加强人体 T 细胞侦察识别癌细胞表面抗原（一种介导了免疫反应的蛋白分子）的能力，就像给 T 细胞配了一辆装有侦察定位功能的专车（CAR 在英文中是"汽车"的含义），从而在癌症的伪装干扰下仍然能够发现并消灭癌细胞。

目前全球在开展的 CAR-T 临床研究有超过 600 项，

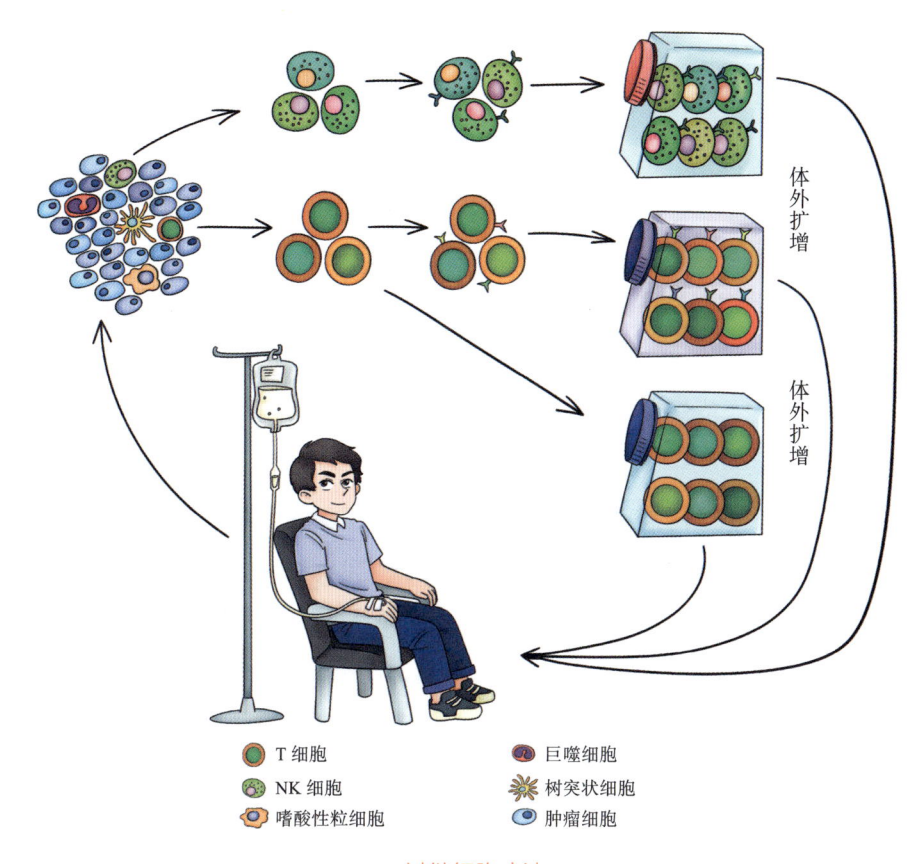

- T 细胞
- NK 细胞
- 嗜酸性粒细胞
- 巨噬细胞
- 树突状细胞
- 肿瘤细胞

过继细胞疗法

其中我国就占到了一半以上。CAR-T 疗法拥有良好的前景，但也有一些局限性需要继续得到克服。首先就是其高昂的价格，这是由于 CAR-T 治疗是一种高度个性化的治疗，对患者 T 细胞的改造过程非常复杂，并且仅对患者本人有特异性的疗效，并不能广泛应用于所有患者。另外，CAR-T 疗法目前更多应用于血液肿瘤，而在肺癌、乳腺癌等实体瘤领域中，如何突破实体瘤的免疫抑制微环境仍然是一个难点。

CAR-T疗法想要在肺癌等实体瘤中也能取得良好的效果，合理选择靶标是至关重要的一步，因为靶标对肿瘤细胞的覆盖度和特异性直接决定了CAR-T治疗的效果，靶标丢失将会导致CAR-T治疗的失败。

表皮生长因子受体（EGFR）是目前肺癌靶向治疗的经典靶点，已在临床中得到广泛应用。而以EGFR作为CAR-T治疗靶标的临床试验也已经取得了初步的成效。在一项Ⅰ期临床试验中，针对EGFR阳性的复发性或难治性非小细胞肺癌患者，在接受EGFR-CAR-T细胞输注治疗后，病理检查观察到患者达到了病理学缓解，并且在肿瘤浸润性T细胞中检测到了CAR-EGFR基因，这证明了EGFR-CAR-T细胞治疗EGFR阳性的复发性或难治性非小细胞肺癌的可行性。

程序性细胞死亡蛋白配体1（PD-L1）是当前免疫检查点抑制药疗法最主流的靶点之一，其在肿瘤中的表达会抑制人体免疫细胞的激活，从而躲避其杀伤。CAR-T疗法对实体瘤效果欠佳的主要原因也与肿瘤的免疫抑制微环境有密切联系。因此，CAR-T细胞和检查点抑制相结合的组合免疫治疗也许会是一种有前景的治疗策略。

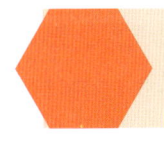

TCR-T 细胞免疫治疗，是否为另一个 CAR-T

在肿瘤环境中，不同肿瘤均有其特异性抗原，我们称之为肿瘤相关抗原，这些抗原在一定程度上能引起患者体内的 T 细胞反应，但 T 细胞在进入血液循环前会经过特异性选择，高亲和性的淋巴细胞会被清除，以免淋巴细胞识别到了自身正常细胞，引起"误伤友军"的行为。不巧的是，由于肿瘤也是起源于自身细胞，其表达的肿瘤相关抗原与 T 淋巴细胞的亲和力反应也会经过这一轮的筛选，这就会造成自身特异性识别肿瘤相关抗原的 T 细胞亲和力低，不足以有效杀伤肿瘤。TCR-T 治疗也是免疫治疗中过继细胞疗法的一种（图 8-1），与 CAR-T 疗法类似，TCR-T 是通过将特异性识别肿瘤抗原的外源性 TCR 基因转导到 T 细胞中，激活 T 细胞功能来杀伤肿瘤细胞。其中，"TCR"就是 T 细胞表面用于识别抗原的一种受体，可以理解为 T 细胞用于验明对方正身并与之结合的识别器。因此，如果能将识别肿瘤特异性抗原的 TCR 基因转染患者 T 细胞，将大大增强 T 细胞对肿瘤的亲和力，达到有杀伤肿瘤细胞的效果。因此在 TCR-T 细胞免疫疗法中，科学家将能识别肿瘤特异性抗原的 TCRα 和 β 链基因转染到 T 细胞中，使

T细胞的TCR能够特异性识别相对应的肿瘤抗原，然后经体外扩增并回输至人体内，表达特异性的TCR-T细胞就可识别肿瘤细胞表面的HLA–肽复合物，进而引发T细胞的免疫效应，达到杀伤肿瘤细胞的目的。

目前，在美国国立卫生研究院（NIH）临床试验数据库中注册的TCR-T疗法对实体瘤治疗的临床试验约44项，多集中在Ⅰ～Ⅱ期临床试验，涉及的癌种包括黑色素瘤、滑膜肉瘤、食管癌、多发性骨髓瘤、尿路上皮癌、转移性结直肠癌、转移性宫颈癌、非小细胞肺癌等。作用靶点有MART-1、P-gp100、NY-ESO-1、MART-A3、p53和WT-1。罗宾斯等针对NY-ESO-1的TCR-T细胞用于治疗转移性黑素瘤患者Ⅱ期临床试验显示反应率55%，在滑膜细胞肉瘤患者中，Ⅱ期临床试验显示病情反应率为61%，随访发现3年和5年生存率分别为38%和14%，显示出TCR-T疗法在实体瘤的良好效果。有别于CAR-T仅针对表面蛋白抗原，TCR-T还可以靶向实体瘤中普遍表达的细胞内抗原，这两种方法在未来可能会相辅相成，为肿瘤治疗带来新的突破。

但戴维斯等的研究利用黑素瘤相关抗原肽P-gp100和p53制备高效表达TCR活性的TCR-T细胞，用于治疗转移性黑素瘤患者，分别观察到病情反应率为

18.75% 和 0%，说明目前 TCR-T 治疗效果差别仍然很大，主要原因可能在于 T 细胞对靶向抗原的识别能力。因此在 TCR-T 治疗的过程中，除了选择高亲和力的 TCR 以外，还应研究对靶蛋白以外其他抗原的识别能力。目前 TCR-T 治疗实体瘤还存在诸多挑战，科学家们希望通过不断优化 TCR-T 的制备工艺，针对不同肿瘤和不同患者筛选合适的靶标，开展更多的临床前研究及临床试验，为 TCR-T 的临床应用奠定基础，使 TCR-T 细胞免疫疗法逐渐向高效、低毒性、可控性、经济性方向发展。

肿瘤浸润性淋巴细胞，是否为抗癌新武器

在肿瘤发生发展的过程中，肿瘤会特异性地营造出其特定的生长环境，我们称之为"肿瘤微环境"。肿瘤之所以能够逃离免疫细胞的杀伤，肿瘤微环境对免疫细胞强大的抑制作用在其中起到了重要作用。肿瘤微环境的存在导致即使人体产生了大量的免疫细胞，由于无法全部渗透进入肿瘤内部，或者渗透进入后免疫杀伤能力受到了削弱，因此无法有效根治肿瘤。肿瘤浸润

性淋巴细胞（TIL）是成功渗透进入肿瘤内的以 T 细胞为主的异质性淋巴细胞群体，是肿瘤微环境中的重要组成部分。TIL 疗法也是过继细胞疗法的一种，研究者从患者切除的肿瘤组织细胞中分离出 TIL，通过体外给予 IL-2（一种调节免疫细胞功能的细胞因子）刺激其大量扩增后，再回输到患者体内。由于 TIL 具有较强的渗透进入肿瘤内部的能力，因此能较好地发挥对肿瘤的杀伤作用。

早在 1986 年，科学家在小鼠肿瘤组织中发现并分离了 TIL，在体外扩增后回输至带瘤小鼠，发现能有效控制肿瘤生长，这些发现使得 TIL 免疫治疗从体外实验迅速转化为临床试验。2018 年，Iovance 公司研发的 TIL 产品在黑色素瘤及转移性宫颈癌上的 II 期临床试验报道了令人满意的临床疗效，该公司生产的 TIL 产品亦得到 FDA 批准用于晚期宫颈癌治疗。其他如非小细胞肺癌、卵巢癌、乳腺癌和头颈癌等也有多种临床试验正在进行，并取得了初步疗效。TIL 在实体瘤方面的初步成果，显示出其在抗肿瘤方面的巨大潜力，虽然目前仍存在临床效果需要不断验证、体外扩增技术需要改良及治疗不良反应等问题，但仍不失为抗癌治疗的新武器，值得期待。

神奇的新抗原疫苗

在正常细胞和肿瘤细胞表面都有着各自不同的标记物，我们可以将之想象成一个个发送不同信号的信号塔，我们的目标就是根据这些信号找到肿瘤细胞并将其消灭。以往的靶向性治疗所针对的信号往往在肿瘤细胞和正常细胞中都存在，因此在杀伤肿瘤细胞的同时也会误伤"自己人"，从而就产生了一系列不良反应。

新抗原是仅在癌细胞上发现的特异性的蛋白质片段，它是由肿瘤基因组的遗传改变而产生的一种新的信号。新抗原是伴随着高通量测序技术的快速发展而衍生出来的一个关于抗原的新认知，由于在正常组织中不存在这种信号，因此具有很高的特异性和较低的非靶向毒性，即能够精准杀伤肿瘤细胞。

肿瘤新抗原疫苗的目标是通过给予人体肿瘤新抗原的刺激，诱导人体产生足够的特异性免疫细胞来清除肿瘤细胞。新抗原疫苗的类型有很多，包括新抗原 DNA 疫苗、RNA 疫苗、长多肽疫苗、新抗原 DC 细胞疫苗等，其原理其实也类似于我们平常接种的各种疫苗。

新抗原疫苗的制备过程主要包括四步：①通过测序确定肿瘤细胞的基因组序列；②筛选出新抗原；③制备成相应疫苗；④回输到患者体内。由于不同个体的肿瘤具有高度的特异性，因此新抗体疫苗是真正意义上的个体化精准治疗，也为"彻底治愈肿瘤"这一医学奇迹带来新的希望。

奥特等在一项恶性黑色素瘤的 I 期临床试验中，应用了 20 种肿瘤新抗原疫苗，结果发现这些疫苗可以分别诱导 16% 的 $CD8^+T$ 细胞和 60% 的 $CD4^+T$ 细胞产生免疫应答。其进一步在 6 例病灶切除的患者中得到验证，在接受新抗原疫苗治疗后，4 例患者无复发生存期达到 25 个月，2 例复发患者在使用 PD-1 抑制药治疗后肿瘤进一步消退，并且新抗原特异性 T 细胞增多。

"万金油"胸腺肽

胸腺肽最早从牛、猪等动物胸腺组织中提取出，是具有促进淋巴细胞功能的一种蛋白质，目前也有通过人工合成的胸腺肽制剂。胸腺肽的主要作用是增强身体内 T 细胞对抗原的反应，并增强 B 细胞的抗体应答。另外，也有研究者认为其有抑制肿瘤细胞生长的作用，因此胸腺肽常常被吹捧成为对抗肿瘤的"万金油"，只要认为患者免疫力不好，即使病情稳定也会选择使用胸腺肽。

事实上，胸腺肽已经在我国临床应用 20 余年，而过去因为各种不同制备方法的制剂泛滥和质控的不统一，临床上的使用方式也不够规范，疗效通常难以确定，因此其作为一种肿瘤治疗的辅助用药一直也颇具争议。

在肺癌治疗邻域，国内有研究使用合成胸腺肽联合化疗用于治疗非小细胞肺癌，在临床疗效上，与单独使用化疗相比，联用胸腺肽的患者在肿瘤的客观缓解率、疾病控制率、1年总生存率和生活质量方面得到了显著提高。在安全性上，与单独使用化疗相比，联用胸腺肽的患者发生中性粒细胞减少症、血小板减少症和出现胃肠道反应的风险显著降低。另外，美国的一项Ⅲ期临床研究显示，在非小细胞肺癌患者的放疗方案结束后，连续使用胸腺肽 α_1 12个月，实验组的总生存期超过安慰剂组。

但总体而言，目前仍然缺少大规模多中心的临床研究来支持胸腺肽在肺癌治疗中的常规使用。因此，肿瘤患者不应该盲目依赖于通过使用胸腺肽来提高自身免疫力。如非疾病需要，也不建议长期使用胸腺肽，因为长期使用外源性胸腺肽会引起自身胸腺功能紊乱，影响正常的免疫功能。不当使用还可能引起发热、过敏、白细胞减少等不良反应，因此，是否使用胸腺肽还需应该听从医生的专业建议。增强免疫力更好的方式是合理饮食，保持各类营养素的均衡摄入，尤其是保证优质蛋白质的补充，同时应保持良好的心情和充足的睡眠，适度运动也是调节免疫力的好方法。

未来，是否有望免除手术治疗

在过去，手术治疗一直被视为可切除肿瘤治疗的金标准。一方面，手术切除了原发的肿瘤病灶和可能发生转移的淋巴结，从而最大限度降低了肿瘤复发的风险，在结合术后化疗/靶向等治疗手段后，确实取得了不错的成效；另一方面，即使是对于晚期肿瘤患者，手术切除移去大部分肿瘤组织，既解除了肿瘤对局部组织的侵袭压迫，也减轻了肿瘤生长造成的营养、内分泌、神经等方面的全身不良反应（我们称之为"副癌综合征"），从而改善患者的生活质量。

而免疫治疗在近年的快速发展正在悄然改变这一治疗现状，其适应证也逐渐从晚期肺癌的二三线治疗（CheckMate017 研究），过渡到晚期的一线治疗（KEYNOTE-024 研究、CheckMate227 研究、KEYNOTE-189 研究、Impower150 研究），再到局部晚期的放化疗后巩固治疗（PACIFIC 研究），以及用于可切除肺癌的术前新辅助治疗（NEOSTAR 研究、

NADIM 研究）。由此可见，免疫治疗逐渐适用于更早期的肿瘤患者。经过免疫新辅助治疗后，肿瘤可能得到明显的降期，这既能减小手术切除的范围，控制损伤，提高患者术后的生活质量，又能杀死潜伏在病灶周围或淋巴结内的肿瘤细胞，进一步降低复发的概率。最近有研究提示，术前接受新辅助免疫治疗后达到病理学缓解（即切除的病灶组织在显微镜下已经无法发现残留的肿瘤细胞），这部分患者甚至可能可以不用接受手术切除也能达到相同的肿瘤治疗效果。当然，相关的研究仍在进行中，目前还是缺少足够有利的临床试验数据支持这种假设，但是相信在不远的将来，若能找到合适的评估指标，筛选出一部分经过严格评估的患者，免除手术也将不是不可能的。

9 肺癌免疫治疗的病例分享

这样做，以逸待劳防癌症

耿 庆 / 武汉大学人民医院
夏平会 / 浙江大学医学院附属第一医院
张庆怡 / 浙江大学医学院附属第一医院

免疫治疗救治晚期肺癌

何先生是个老烟民,每天至少要1包香烟。4年前的一次手术中,胸部CT显示他的左肺有一个结节,因为当时没有明显不适,没有引起他的重视,他也没有按照医生的建议定期随访。2年前,他突然出现咳嗽咳痰,痰中还带血,他急忙去医院做检查,胸部CT显示他的左肺有占位,建议立刻戒烟并到上级医院进一步检查。他和家人赶忙到了杭州的上级医院做了全身PET-CT(通过恶性肿瘤和正常器官的代谢差异来判断病灶良恶性,常用于恶性肿瘤的诊断),PET-CT显示他的左肺有占位,并且有肺炎,提示很可能是中央型肺癌,淋巴结有肿大,左侧胸腔存在积水,胸膜也有不规则的增厚。检查结果表明,他很可能已经是肺癌晚期了。随后的支气管镜活检验证了之前的推断,病理结果是鳞状细胞癌。将病情告知何先生及家属后,医生建议将化疗和免疫治疗联合作为首选治疗方法,征得何先生及家属的同意后,采取了PD-1抑制药联合紫杉醇和顺铂的方案。用药2个周期后,何先生咳嗽咳痰的症状明显缓解,也没有出现过咯血,复查胸部CT显示病灶明显缩小,同时胸腔积水消失,炎症也有了明显好转。何先生接下来

9 肺癌免疫治疗的病例分享

继续了几个疗程的免疫治疗联合化疗，病情得到了稳定控制。免疫治疗联合化疗可以实现对晚期肺癌的病情控制，并显示出了良好的效果。

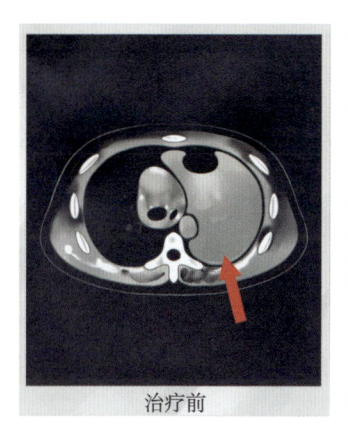

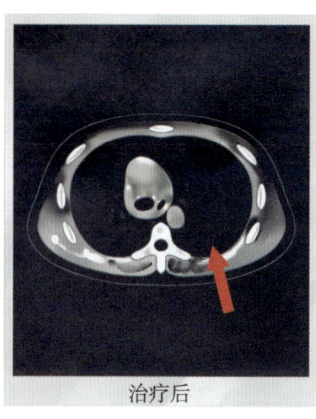

治疗前　　　　　　　治疗后

何先生经联合治疗后胸部 CT 的改变

温馨贴士

如果发现肺部阴影、肺部结节，一定要定期复查，不能因为没有症状就不放在心上，一旦症状出现，往往就是肺癌中晚期，错失了最佳治疗时机。但即便是中晚期肺癌，在系统化的治疗下，依然有希望保证长期生存，实现肺癌的慢病化。

免疫治疗救治肿瘤复发

陈先生在4年前的检查中发现了左肺的结节并及时在当地医院进行了外科手术，术后的结果是左肺的恶性肿瘤。医生建议陈先生术后进行一定时间的辅助治疗巩固疗效，但是被陈先生拒绝，他在接下来的几年中也没有按照医生的要求进行规律复查。去年，陈先生明显感觉力气不如以前，而且感觉气也不够用，他又急匆匆和家人去医院检查，发现一团肿块包裹住了他的原有手术切口，淋巴结也明显增大，考虑是原有肿瘤复发转移。万幸的是，没有发现远处的转移。医生根据陈先生的病情和身体条件，建议陈先生选择化疗加免疫治疗的联合治疗，陈先生和家人商议后决定听从医生的安排。接受了几个周期的"化疗加免疫治疗"联合治疗后，陈先生的复发病灶在CT上消失不见了，而且他的乏力胸闷症状也明显缓解。之后陈先生按照医生的建议，每隔3周来医院进行一次免疫治疗，他也恢复了正常的生活。

治疗前　　　　　　　治疗后

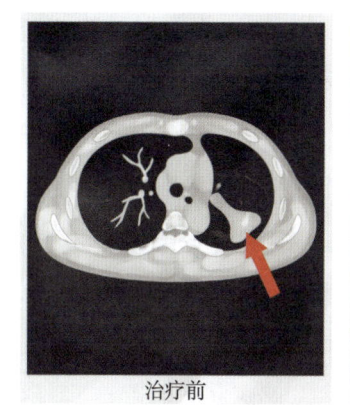

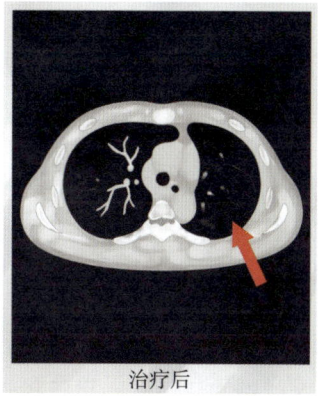

陈先生经联合治疗后胸部 CT 的改变

温馨贴士

肺癌手术后，不能觉得手术做完了就是病看好了，患者一定要按照医生的嘱托定期复查，发现身体不适及时随诊。按时定期复查可以及时发现肿瘤复发转移，有效延长患者生命。

免疫治疗攻克"最恶肺癌"

家住嘉兴的李爷爷有高血压 20 多年了，几年前还有过一次脑梗死，平时按时口服药物治疗，好在最近血压控制还算稳定。这 2 个月，李爷爷"感冒"后一直好不了，自己吃药也没有好转，胸闷干咳的症状反而加重了，他就到了当地医院进行检查。他的胸部 CT 解开了谜题，在他的右下肺有明显的占位，而且右侧胸腔还有积液。医生为李爷爷安排了胸腔穿刺，将胸腔的积液引流出来，同时安排了气管镜检查，气管镜发现在他的支气管内也有病变，活检的病理结果显示是小细胞肺癌。得知这个消息，李爷爷的家人顿时乱了套，考虑到李爷爷的病情较晚且年龄较大，身体基本条件差，已经没有了手术机会，但是目前化疗和免疫治疗仍是可选的方案。在与他的家属进行了充分沟通后，李爷爷的治疗开始了。出乎家属的意料的是，联合治疗并没有出现明显的不良反应，并且李爷爷的症状都消失了。他的复查结果令人惊喜，不仅胸腔内的积液不见了，肿瘤也消失了。"医生，你真是神医啊，把我的病完全治好了！"李爷爷和家属连番称赞。"您的病情好转是现代医学进步的功劳，是现代医学发现了免疫治疗这么好的治疗手段，但是您的病还是要继续维持治疗，这样才能遏制住肿瘤的生长，避免肿瘤的进展。"医生的话让李爷爷吃下了定心丸，他的抗肺癌之路也越走越远。

9 肺癌免疫治疗的病例分享

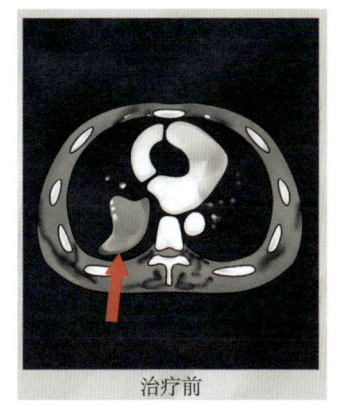

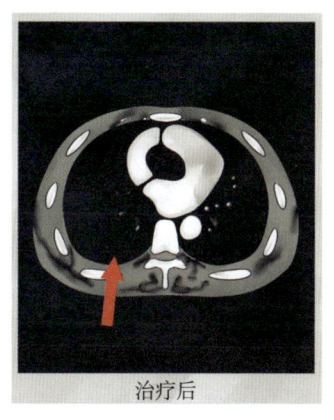

治疗前　　　　　　　治疗后

李爷爷经联合治疗后胸部 CT 的改变

温馨贴士　　肺小细胞癌是肺癌中预后较差的一种类型，传统治疗都以化疗为主，但是容易出现耐药，免疫治疗联合化疗治疗为肺小细胞肺癌患者打开了一扇新的大门。

免疫治疗用于一线治疗失败

浙江农村的胡先生本来是家里的顶梁柱，而 2 年前的一次体检发现了他的左肺有结节，同时还有淋巴结和肋骨的转移，已经错失了手术的时机。此外，他有敏感基因的突变。在当地医院，医生为他进行了化疗联合靶向治疗的一线疗法，这 2 年来控制得都还可以。但是最近的胸部 CT 显示他肺上的结节不减反增，得知这个消息的他心急如焚，急匆匆地来到杭州的大医院寻求治疗。考虑到胡先生已经靶向治疗耐药，虽然有敏感基因的突变，但是医生还是建议他尝试一下免疫治疗。"免疫治疗是啥？就是多吃点好的增强免疫力吗？"胡先生不解地问医生。医生跟他解释道："免疫治疗是通过针对肿瘤细胞或者免疫细胞的特异性靶点，让肿瘤暴露在免疫细胞的'火力'下，是抗肿瘤的一种新的有效的治疗方法。"胡先生恍然大悟，在原有治疗的基础上开始了免疫治疗。仅仅是过了 1 个月，他肺上的转移灶就明显减小了。"免疫治疗真是太厉害了，简直是给了我第二次生命。"胡先生不禁感慨。

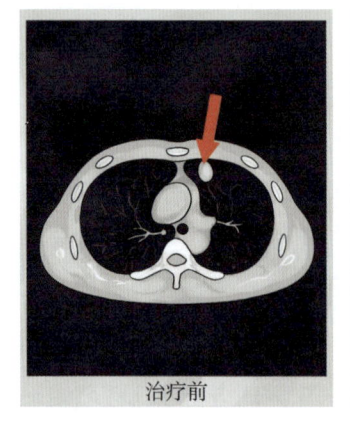

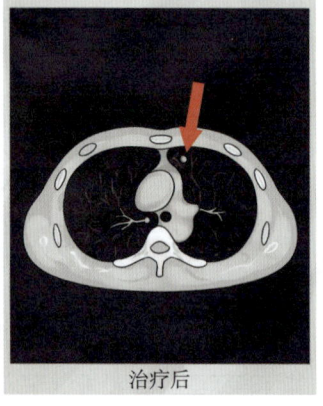

胡先生经联合治疗后胸部 CT 的改变

> **温馨贴士**
>
> 目前的研究表明,对于有敏感基因突变的肺癌患者,免疫治疗的疗效可能不佳。但对于一线治疗失败的患者,免疫治疗作为备选方案,不失是一个重要的选择。

术前新辅助免疫治疗

52岁的童先生在金华的一家化工企业上班,他从年轻时就养成了吸烟的习惯,不论家人怎么劝说都改不了。9个月前,童先生突然开始咳嗽,吃药也不能缓解,就到了当地医院做检查。了解了他的工作环境和生活习惯后,医生赶忙为他安排了胸部CT检查,果然在他的右肺发现了一大团阴影,肿瘤死死地包裹住他的血管等重要器官。活检的结果为童先生的病情蒙上了阴影:小细胞肺癌(肺癌中预后较差的一种类型)。所幸没有发现有远处转移的情况,当地医生建议童先生直接化疗,放弃手术。不甘心的童先生又到了杭州,医生仔细评估了他的情况后,告诉他还有手术的希望,建议他先做几个周期的新辅助治疗后再进行评估。"怎么还要做化疗,我就是不想做化疗才来你们这里看病的。医生,像我这种情况到底能不能手术?"童先生不解地问道。"根据您的这种情况，现在直接手术风险太大，术前做几个周期的治疗，缩小肿瘤，既能降低手术风险，又能保证肿瘤的完整切除。"医生向童先生解释道。定下心来的童先生接受了 4 个周期的化疗加免疫治疗，末次治疗的 CT 里，他的肿瘤明显减小了，终于达到了手术的指征，在医生的安排下，童先生顺利接受了手术治疗。手术后的结果令人惊喜，切下来的肿瘤中已经没有了肿瘤细胞，淋巴结也没有转移。整个术前治疗的疗效堪称完美，童先生术后的恢复也很好。由于在保证切除范围的情况下尽可能保全了童先生的肺功能，他的整体生活质量没有太大的影响。回家后的童先生只需要每个月来打一针维持免疫治疗即可，他也恢复了正常的工作。

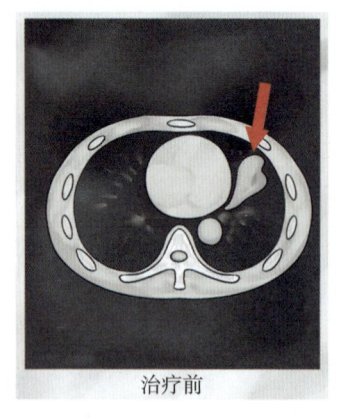

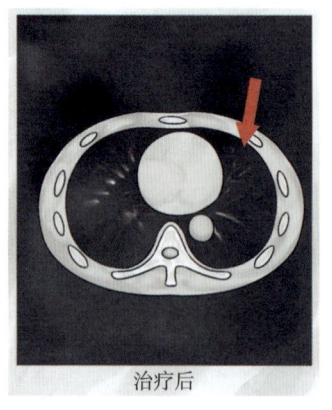

治疗前　　　　　治疗后

童先生经联合治疗后胸部 CT 的改变

9 肺癌免疫治疗的病例分享

> **温馨贴士**
>
> 对于局部晚期的没有远处转移的肺癌患者，术前新辅助治疗对于减小肿瘤大小、降低肿瘤分期有着至关重要的作用，可以有效地降低手术风险，同时保证治疗效果。

免疫治疗救治罕见气管肿瘤

何先生最近遇到了烦心事，4个月前他没有征兆地就开始咯血，做了胸部CT和各种化验都查不出原因。到了杭州的医院，医生建议他做支气管镜检查，果然在他的主支气管里发现了新生物，同时在下一级的支气管中也有新生物。外科手术已经不适合他的病情了。考虑到何先生是气管鳞癌，而且没有敏感基因的突变，普通的化疗可能难以根除病灶，医生向何先生推荐了免疫治疗联合化疗的疗法，力图可以根治肿瘤。经过了4个周期的治疗后，咯血的症状消失了。复查支气管镜，肿瘤已经完全消失，何先生的气道干干净净。"没想到不做手术也能根治我的这个病，免疫治疗真是神奇，科学进步得真的太快了，也不怎么遭罪就把病看好了。"何先生得知结果后感慨道。

治疗前　　　　　　　　　治疗后

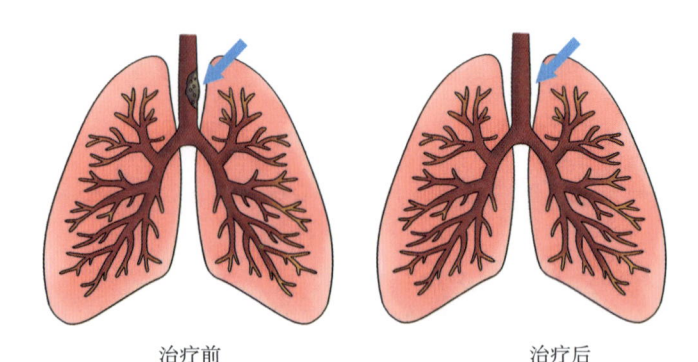

何先生经联合治疗前后支气管镜的改变

温馨贴士　　免疫治疗适应范围广，对于罕见肺部肿瘤，免疫治疗也有良好的疗效。

免疫治疗的并发症

王先生最近几个月有点咳嗽，睡眠质量也不太好，朋友见了他都说他最近消瘦了而且脸色很差，建议他去医院检查一下。王先生赶忙到杭州的医院做了检查，医生发现他的右肺有占位，还有明显的肺炎，淋巴结也肿大了，很有可能是肺癌。进一步的检查验证了医生的判断。考虑到王先生的肿瘤较大，靠近心脏，直接手术治疗的风险较大且治疗效果也不好，医生建议王先生先做化疗和免疫治疗的联合治疗。做了 2 个周期的治疗后，王先生的肿瘤明显缩小，人也精神了起来。去年 10 月，他像往常一样来医院做第 3 次治疗。输完液后，他和往常一样吃了晚饭，并在医院里散步，但他突然就开始咳嗽，还有鲜血咯了出来。他急忙回到病房找医生，医生马上为他安排了支气管镜检查，同时安抚王先生和他的家人。气管镜显示王先生的支气管内有出血，需要急诊手术治疗，否则可能有生命危险。向王先生的家属解释了王先生现在的病情后，王先生被推进了手术室，手术进行得很顺利，他的肿瘤也被完整地切除。手术后医生才发现，王先生出血的"罪魁祸首"竟然是治疗效果太好了。原来，王先生的肿瘤已经侵犯了他的支气管和支气管的血管，治疗后肿瘤消失了，但是在血管上留下了伤口。所幸的是处理及时，没有造成严重的后果。顺利

温馨贴士

任何一种治疗方法都具有两面性，在具有疗效的同时，往往不可避免地出现不良反应。免疫治疗会有一定的不良反应，但是相对于传统的放化疗，免疫治疗的不良反应发生率很低，常见的免疫治疗不良反应包括免疫性肺炎、神经系统病变、皮肤病变等，并且大多数免疫治疗的不良反应在及时干预后都可以得到好转。

出院的王先生后来在医院又接受了几次放疗，之后就一直在做维持性的免疫治疗，直到现在也没有发现肿瘤有复发的踪迹。

免疫治疗的不良反应

老郑是名老教师，退休在家多年，平时就接送一下孙子孙女上下学，再跟老伙伴们一起下下棋、跳跳舞，老年生活其乐融融。最近一段时间，老郑觉得身体上不太舒服，以前能走的路，现在走一段就得歇一歇，跳舞也跳不动了，不禁感慨时光不饶人，力气大不如以前；因为本来就有冠心病，他以为是冠心病加重了，也没有到医院看病。他没有把这件事放在心上，直到有一次他胸闷上不来气，才赶忙打了 120 去了医院，原本以为是心脏病犯了，但随后的检查让他的心情沉入了谷底。他的肺上有了一个很大的肿瘤，同时还伴有胸腔积液，这才是他胸闷的主要原因。原来老郑一直有着吸烟的习惯，尽管家人反复劝阻，这烟就是戒不掉，他甚至在医院住院的时候也在病房的楼梯间偷偷吸烟。接下来的检查验证了之前的猜想——鳞癌。在医生的建议下，他接受了化疗联合抗 PD-1 的免疫治疗，同时戒掉了烟。治疗了

2 个疗程后，他的症状明显缓解，体力也恢复到了以前的水平。在完成了全部的联合治疗疗程后，他的病情得到了稳定控制，随后就按照医生的要求，每个月进行一次单独免疫治疗的维持治疗。在一次治疗后，回到家里的老郑跟平时没什么不同，睡了个午觉后，他觉得胸口像是压了块石头，以前那种上不来气的感觉又回来了。肺癌又复发了吗？他心想，赶忙和家人去了医院。到了医院，医生告诉他，不是肿瘤进展了，而是免疫治疗的不良反应：免疫性肺炎。这是免疫治疗的常见不良反应，经过多学科会诊和治疗，老郑的肺炎很快得到了控制，可以享受自由的呼吸，过了几天就顺利出院回家了。

> 温馨贴士
>
> 免疫治疗的不良反应发生概率较常规治疗低，及时治疗的情况下，对身体的影响也比较小。免疫治疗后如有不适，应该及时和主治医生联系，到医院复诊，经过多学科的会诊治疗，绝大多数的不良反应都可以治愈。

免疫治疗的多学科会诊

既往体健的周女士最近有些烦恼，总是觉得力气不够用，人也明显消瘦下来了，惴惴不安的她到医院检查身体，结果显示她已经是肺癌晚期了，而且基因检测也没有阳性结果。在医生的建议下，她选择了化疗联合免疫治疗的联合治疗。治疗的效果很令人满意，她的体重慢慢上来了，人也有精神了起来，能恢复正常的工作。像往常一样，她来医院接受治疗回到家里，过了几天她发现脸色有点发黄，眼睛也有点不太对劲，周围的人都说她看起来脸色不太好。她赶忙去了医院检查，发现是肝功能有了多项异常。医生请来了肝病科和消化内科的医生来一起会诊，结合她以前曾经服用中药有过肝损伤的病史，考虑是免疫治疗后的免疫性肝炎，建议她入院治疗一段时间。在住院期间，多学科治疗团队实时跟进她的治疗进程，积极给予护肝治疗。她的黄疸慢慢退了下去，肝功能也恢复了正常，于是周女士顺利出院回家，继续她抗击肺癌的道路。

温馨贴士

免疫治疗会引起人体内强化的免疫反应，由此带来的常见并发症包括免疫性肺炎、免疫性肝炎、皮肤病变、甲状腺功能异常等。但大多数不良反应都是轻度的，只需要对症使用药物治疗即可痊愈。因此在免疫治疗期间要严密观察身体情况，但不要过度紧张，有不适及时就诊，避免耽误病情。

附录
肺癌免疫治疗经典临床研究分享

顾春东 / 大连医科大学附属第一医院
周原 / 浙江大学医学院附属第一医院
吴子恒 / 浙江大学医学院附属第一医院

免疫治疗方案及不良反应

常用的肺癌免疫治疗方案见一览表。

肺癌免疫治疗不良反应可通过自测量表进行自测。

免疫治疗经典临床研究分享

方案 1

KEYNONTE-189 是一项针对靶向 PD-1 抗体（帕博利珠单抗）联合化疗治疗方案的临床研究。总共有来自 16 个国家 126 个中心的 616 名患者加入了该项研究。在入组临床研究之前，受试者都经过了一系列严格的筛选，内容包括以下方面：①有明确的非鳞癌非小细胞肺癌及转移病灶的病理学诊断依据；②基因检测明确无 EGFR 或 ALK 等驱动基因的突变；③未接受过系统性的临床治疗；④ECOG 身体状态评分为 0 分或 1 分；⑤至少有一处明确肿瘤病灶能用于随访观察与病情评估。同时，研究人员还特别区分了以下特殊情况：①既往有自身免疫性疾病或者正在接受免疫治疗；②正在接受糖皮质激素治疗的患者；③明确有神经系统转移病灶的患者。具有上述特殊情况的患者没有被纳入该项临床研

肺癌免疫治疗方案一览表

	治疗方案	剂 量	作用靶点	相关临床研究
免疫治疗联合化疗	帕博利珠单抗 铂类+培美曲塞	200mg 75mg/m²+500mg/m²	PD-1	KEYNONTE-189
	帕博利珠单抗 铂类+紫杉醇	200mg 6mg/(ml·min)+200mg/m²	PD-1	KEYNONTE-407
	卡瑞利珠单抗 卡铂+培美曲塞	200mg 5mg/(ml·min)+500mg/m²	PD-1	CameL
	信迪利单抗 铂类+培美曲塞	200mg 75mg/m²+500mg/m²	PD-1	ORIENT-11
	信迪利单抗 铂类+吉西他滨	200mg 75mg/m²+1.0g/m²	PD-1	LBA56 ORIENT-12
	阿替利珠单抗 卡铂+紫杉醇	1200mg 6mg/(ml·min)+100mg/m²	PD-L1	IMpower130
	替雷利珠单抗 铂类+培美曲塞	200mg 75mg/m²+500mg/m²	PD-1	RATIONALE 304
	替雷利珠单抗 铂类+紫杉醇	200mg 6mg/(ml·min)+100mg/m²	PD-1	RATIONALE 307

（续表）

治疗方案		剂　量	作用靶点	相关临床研究
免疫治疗联合抗血管抗药	阿替利珠单抗 贝伐单抗 卡铂+紫杉醇	1200mg 15mg/kg 6mg/(ml·min)+200mg/m²	PD-L1	IMpower150
双联免疫治疗联合化疗	纳武利尤单抗+伊匹单抗 铂类+培美曲塞	360mg+1mg/kg 6mg/(ml·min)+500mg/m²	PD-1+CTLA-4	CheckMate 9LA
	纳武利尤单抗+伊匹单抗 卡铂+紫杉醇	360mg+1mg/kg 6mg/(ml·min)+200mg/m²	PD-1+CTLA-4	CheckMate 9LA
双联免疫治疗	纳武利尤单抗+伊匹单抗	360mg+1mg/kg	PD-1+CTLA-4	CheckMate 227
单药免疫治疗	帕博利珠单抗	200mg	PD-1	KEYNONTE-024
	阿替利珠单抗	1200mg	PD-L1	IMpower110

肺癌免疫治疗不良事件自测量表

呼吸系统		
发热	□有，体温 _____ ℃	□无
呼吸困难	□有，□轻度　□中度　□重度	□无
发绀	□有	□无
咯血	□有	□无
消化系统		
消化道出血	□呕血　□便血	□无
排便次数异常	□便秘，持续 _____ 天 □腹泻，每天 _____ 次	□无
腹痛	□有，疼痛评分 _____ 分	□无
黄疸	□有，血胆红素检查结果 _____	□无
肝酶升高	□有，血肝酶检查结果 _____	□无
胰淀粉酶升高	□有，血淀粉酶检查结果 _____	□无
口干口渴	□有，□轻度□中度□重度	□无
运动系统		
肌肉关节酸痛	□有，疼痛部位 _____ 　　　疼痛评分 _____ 分	□无
内分泌系统		
体重改变	□增加 _____ kg □减轻 _____ kg	□无
高血糖	□有，血糖检测结果 _____	□无
循环/血液系统		
心悸心慌	□有	□无
胸痛	□有，疼痛评分 _____ 分	□无
血液三系降低	□有，血常规异常值 _____	□无

（续表）

神经系统		
肌无力	□有，□轻度 □中度 □重度	□无
头痛	□有，疼痛评分 _____ 分	□无
眩晕	□有，□轻度 □中度 □重度	□无
晕厥	□有，累计晕厥次数 _____	□无
视力改变	□有，视力检测结果 _____	□无
泌尿生殖系统		
月经紊乱	□有，末次月经日期 _____，月经周期 _____ 天	□无
肾功能异常	□有，血肌酐检测结果 _____	□无
浮肿	□有，浮肿部位 _____	□无
排尿异常	□尿频尿急 □排尿困难	□无
皮肤屏障系统		
皮疹	□有	□无
瘙痒	□有	□无
非特异性症状		
失眠	□有	□无
焦虑	□有	□无
乏力	□有，□轻度 □中度 □重度	□无
其他症状补充		

究中。

入组的患者随机分配进入了免疫治疗组和安慰剂组。研究中所有的患者都接受了 4 个周期的铂类（顺铂 75mg/m²；卡铂根据浓度 – 时间曲线下面积，每毫升每分钟 5mg）联合培美曲塞（500mg/m²）化疗治疗。免疫治疗组的患者在化疗的基础又接受了 35 个周期的帕博利珠单抗（200mg）治疗，安慰剂组则使用安慰剂作为对照。研究结果表明，接受了帕博利珠单抗联合化疗治疗的患者总体生存期（中位 OS：22.0 个月 vs. 10.6 个月）、无病生存期（中位 PFS：9.0 个月 vs. 4.9 个月）都显著优于安慰剂组。

方案 2

KEYNONTE-407 也是一项评估帕博利珠单抗联合化疗方案治疗效果的临床研究，但是与 KEYNONTE-189 项目不同的是，KEYNONTE-407 针对的是组织学或细胞学检查已经确诊为鳞状细胞癌且临床分期为 Ⅳ 期的肺癌患者。该项研究的入组条件与 KEYNONTE-189 基本相同。来自 17 个国家 137 个医学中心的 559 名患者加入了该项研究。

入组的患者按照 1∶1 的比例随机分配进入了免疫治疗组和安慰剂组。研究中所有的患者都接受了 4 个周期的铂类（卡铂根据浓度 – 时间曲线下面积，每毫升每分钟 6mg）联合紫杉醇（200mg/m^2）或白蛋白紫杉醇（100mg/m^2）化疗治疗。免疫治疗组的患者在化疗的基础上又接受了 4 个周期的帕博利珠单抗（200mg）治疗。在 4 个周期的疗程结束后，两组患者继续接受 35 个周期的帕博利珠单抗或安慰剂治疗，直至研究终点。KEYNONTE-407 的研究结果表明，接受了帕博利珠单抗联合化疗治疗的鳞癌患者总体生存期（中位 OS：17.1 个月 vs. 11.6 个月）、无进展生存期（中位 PFS：8.0 个月 vs. 5.1 个月）都显著优于安慰剂组。

方案 3

Impower130 是一项针对阿替利珠单抗（靶向 PD-L1）的多中心、随机对照 III 期临床试验，共有 8 个国家 131 个中心参与了该项目。有 724 名患者加入了这项临床研究，入组的筛选条件：①年满 18 周岁；②病理学或细胞学检查已经明确诊断为非鳞非小细胞肺癌；③ECOG 身体状态评分为 0 分或 1 分；④血液系统及重要脏器功能无明显异常；⑤入组临床试验之前未经过系统性的临床治疗。同时，有以下情况的患者未被研究者纳入临床研究：①存在神经系统转移病灶，并且病情进展；②既往有自身免疫性疾病；③5 年内有肺癌以外其他类型恶性肿瘤及有间质性肺炎病史的患者；④既往接受过 CD137 激动药治疗或免疫治疗的患者。

研究中联合用药组的患者接受了阿替利珠单抗（1200mg）联合卡铂（根据浓度－时间曲线下面积，每毫升每分钟 6mg）及白蛋白紫杉醇（100mg/m^2）方案治疗。对照组的患者接受了卡铂（根据浓度－时间曲线下面积，每毫升每分钟 6mg）联合白蛋白紫杉醇（100mg/m^2）方案的化疗治疗。该项研究的结果表明，与单纯接受化疗治疗的患者相比，接受了阿替利珠单抗联合化疗治疗的患者总体生存期（中位 OS：18.6 个月 vs. 13.9 个月）和无进展生存期（中位 PFS：7.0 个月 vs. 5.5 个月）都有显著延长。

方案 4

CameL 是一项随机、多中心、开放的 Ⅲ 期临床研究，该项目主要目的是评估卡瑞利珠单抗（靶向 PD-1）对进展期非小细胞肺癌患者的临床治疗效果。总共有 52 家医疗中心的 419 名患者加入该研究项目。入组的筛选条件包括：①年满 18 周岁；②组织学或细胞学检查已经确诊为非鳞癌的非小细胞肺癌，并且临床分期在 Ⅲ～Ⅳ 期，不存在 EGFR 和 ALK 等基因突变的患者；③既往未接受过系统性化疗治疗；④ECOG 身体状态评分为 0

分或 1 分。已经确诊有神经系统转移病灶的患者则没有入组该项临床研究。

入组的患者按照 1∶1 的比例随机分配到免疫治疗方案组和化疗治疗方案组，免疫治疗组的患者接受了卡瑞利珠单抗（200mg）联合卡铂（根据浓度 – 时间曲线下面积，每毫升每分钟 5mg）及培美曲塞（500mg/m²）方案的治疗。化疗组的患者接受了卡铂（根据浓度 – 时间曲线下面积，每毫升每分钟 5mg）联合培美曲塞（500mg/m²）方案的治疗。每位患者总共需接受 4～6 个周期的治疗，并在治疗后接受卡瑞利珠单抗联合培美曲塞或培美曲塞单药方案的维持治疗。从该项临床研究的最终结果可以看出，接受卡瑞利珠单抗联合卡铂及培美曲塞治疗方案的患者总体生存时间（中位 OS：27.9 个月 vs. 20.5 个月）和无进展生存期（中位 PFS：11.3 个月 vs. 8.3 个月）有显著延长。

方案 5

KEYNOTE-024（NCT02142738）是一项针对靶向 PD-1 抗体（帕博利珠单抗）单药对比化疗治疗方案的全球、随机、开放标签、Ⅲ期临床研究。研究入组来自 16 个国家 142 个地区的 305 例患者，随机接受帕博利珠单抗（n=154）或化疗（n=151）。在入组临床研究之前，受试者都经过了一系列严格的筛选，包括：①未经治 PD-L1 TPS≥50% 的 Ⅳ 期非小细胞肺癌患者；②ECOG 身体状态评分为 0 分或 1 分；③符合实体瘤的疗效评价标准（RECIST1.1）可测量病灶；④预期寿命为 3 个月以上。同时，有以下情况的患者未被研究者纳入临床研究：①伴有未经治疗的脑转移；②敏感 EGFR 突变或 ALK 易位的患者；③需要系统治疗的主动性自身免疫性疾病患者；④已经接受了糖皮质激素治疗或免疫抑制疗法的患者。

研究中，免疫单药组的患者接受了帕博利珠单抗（200mg）方案治疗。化疗组的患者接受了卡铂（根据浓度 – 时间曲线下面积，每毫升每分钟 5~6mg）联合白蛋白紫杉醇（200mg/m²）或培美曲塞 500mg/m² 或吉西他滨 1250mg/m² 方案，以及顺铂 75mg/m² 联合培美曲塞 500mg/m² 或吉西他滨 1250mg/m² 的化疗治疗。该项研究的结果表明，与接受含铂双药化疗治疗的患者相比，接受了帕博利珠单抗治疗的患者总体生存期（中位 OS：26.3 个月 vs. 13.4 个月）、无进展生存期（中位 PFS：7.7 个月 vs. 5.5 个月）较化疗组有所延长。

方案 6

IMpower110（NCT02409342）是一项针对靶向

PD-L1抗体（阿替利珠单抗）单药对比标准含铂双药化疗治疗方案的全球多中心、随机对照、Ⅲ期临床研究。研究入组来自19个国家144个中心的572例患者，随机接受阿替利珠单抗（285例）或化疗（287例）。在入组临床研究之前，受试者都经过了以下一系列严格的筛选：①经组织学或细胞学证实的未经治疗的Ⅳ期非鳞状或鳞状非小细胞肺癌；②ECOG身体状态评分为0分或1分；③符合实体瘤的疗效评价标准（RECIST1.1）可测量病灶；④通过免疫组织化学测定方法测定PD-L1表达。同时，有以下情况的患者未被研究者纳入临床研究：①伴有未经治疗的脑转移；②敏感EGFR突变或ALK易位的患者；③需要系统治疗的主动性自身免疫性疾病患者；④已经接受了糖皮质激素治疗或免疫抑制疗法的患者。

研究中，驱动基因阴性且PD-L1高表达的患者205例，其中107例接受阿替利珠单抗治疗，98例接受化疗治疗。免疫单药组的患者接受了阿替利珠单抗（1200mg）方案治疗。化疗组的患者接受了卡铂（根据浓度-时间曲线下面积，每毫升每分钟5～6mg）联合培美曲塞500mg/m^{2}或吉西他滨1250mg/m^{2}方案，以及顺铂75mg/m^{2}联合培美曲塞500mg/m^{2}或吉西他滨1250mg/m^{2}的化疗治疗。该项研究的结果表明，在驱动基因阴性且 PD-L1 高表达的人群中，与接受含铂双药化疗治疗的患者相比，接受了阿替利珠单抗治疗的患者总体生存期（中位 OS：20.2 个月 vs. 14.7 个月）、无进展生存期（中位 PFS：8.2 个月 vs. 5.0 个月）有进一步延长。

方案 7

IMpower150（NCT02366143）是一项针对靶向 PD-L1 抗体（阿替利珠单抗）治疗联合抗血管药治疗方案的全球多中心、随机对照、Ⅲ期临床研究。研究入组来自全球 26 个国家和地区的 1202 例患者，在入组临床研究之前，受试者都经过了以下一系列严格的筛选：① ECOG 身体状态评分为 0 分或 1 分；②经组织学或细胞学证实的未经治疗的Ⅳ期非鳞状或鳞状非小细胞肺癌；③符合实体瘤的疗效评价标准（RECIST1.1）可测量病灶；④通过免疫组织化学测定方法测定 PD-L1 表达。同时，有以下情况的患者未被研究者纳入临床研究：①伴有未经治疗的脑转移；②孕妇或哺乳期女性；③需要系统治疗的主动性自身免疫性疾病患者；④已经接受了糖皮质激素治疗或免疫抑制疗法的患者。

研究将患者按 1∶1∶1 的比例随机分成 3 组：A 组使用阿替利珠单抗＋卡铂＋紫杉醇（402 例），B 组使用阿替利珠单抗+贝伐单抗+卡铂+紫杉醇（400例），C组（对照组）使用贝伐单抗+卡铂+紫杉醇（400例）。阿替利珠单抗剂量为1200mg，贝伐单抗剂量为15mg/kg，卡铂剂量为根据浓度-时间曲线下面积为每毫升每分钟6mg，紫杉醇剂量为200mg/m^2。该项研究的主要结果表明，与贝伐单抗+卡铂+紫杉醇方案患者相比，接受了阿替利珠单抗+贝伐单抗+卡铂+紫杉醇治疗的患者总体生存期（中位OS：19.5个月 vs. 14.7个月）、无进展生存期（中位PFS：8.3个月 vs. 6.8个月）都有显著延长。

方案8

CheckMate 9LA（NCT03215706）是一项针对靶向PD-1+CTLA-4抗体（纳武利尤单抗+伊匹单抗）治疗方案的全球多中心、随机对照、Ⅲ期临床研究。研究入组自全球19个国家103家医院的1150例患者，在入组临床研究之前，受试者都经过了以下一系列严格的筛选：①经组织学或细胞学证实的未经治疗的Ⅳ期非鳞状或鳞状非小细胞肺癌；②ECOG身体状态评分为0分或1分；③符合实体瘤的疗效评价标准（RECIST1.1）可测量病灶；④通过免疫组织化学测定方法测定PD-L1表达。同时，有以下情况的患者未被研究者纳入临床研究：①敏感 EGFR 突变或 ALK 易位的患者；②伴有未经治疗的脑转移。

研究中 719 例患者被随机分组。其中，免疫组（361 例）的患者接受了纳武利尤单抗（360mg）+ 伊匹单抗（1mg/kg）+ 化疗方案治疗。化疗组（358 例）方案为鳞癌患者接受卡铂（根据浓度 – 时间曲线下面积，每毫升每分钟 6mg）联合白蛋白紫杉醇（200mg/m^2），非鳞癌患者接受卡铂（根据浓度 – 时间曲线下面积，每毫升每分钟 6mg）或顺铂（75mg/m^2）联合培美曲塞（500mg/m^2）治疗。该项研究的结果表明，与接受单纯化疗治疗的患者相比，接受了纳武利尤单抗 + 伊匹单抗 + 化疗的患者总体生存期（中位 OS：15.6 个月 vs. 10.9 个月）、无进展生存期（中位 PFS:6.7 个月 vs. 5.0 个月）有明显延长。

方案 9

CheckMate-017（NCT01642004）是一项针对靶向 PD-1 抗体（纳武利尤单抗）单药对比化疗二线治疗方案的随机、开放标签、Ⅲ期临床研究。研究入组来自 20 个国家的 352 例患者，其中 272 名患者接受了随机分组。在入组临床研究之前，受试者都经过了以下一系列严格的筛选：①不限男女且年龄大于等于 18 岁；

②晚期鳞状非小细胞肺癌在接受一线含铂化疗治疗期间或之后疾病进展；③ECOG身体状态评分为0分或1分；④符合实体瘤的疗效评价标准（RECIST1.1）可测量病灶；⑤可提供肿瘤组织进行生物标志物评估。同时，有以下情况的患者未被研究者纳入临床研究：①伴有未经治疗的脑转移；②已经接受过多西他赛治疗；③需要系统治疗的主动性自身免疫性疾病患者；④已经接受了糖皮质激素治疗或免疫抑制疗法的患者。

研究中免疫单药组（135例）患者接受了纳武利尤单抗（3mg/kg）方案治疗。化疗组（137例）患者接受了多西他赛（75mg/m^2）的化疗治疗。该项研究的结果表明，与多西他赛组患者相比，接受了纳武利尤单抗二线治疗的患者总体生存期（中位OS：9.2个月 vs. 6.0个月）、无进展生存期（中位PFS：3.5个月 vs. 2.6个月）有明显增加。

方案10

CheckMate-057（NCT01673867）是一项针对靶向PD-1抗体（纳武利尤单抗）单药对比化疗二线治疗方案的随机、开放标签、Ⅲ期临床研究。研究入组792例患者，其中582名患者接受了随机分组。在入组临床研究之前，受试者都经过了以下一系列严格的筛选：

①不限男女且年龄大于等于 18 岁；②晚期非鳞状非小细胞肺癌在接受一线含铂化疗治疗期间或之后疾病进展；③ECOG 身体状态评分为 0 分或 1 分；④符合实体瘤的疗效评价标准（RECIST1.1）可测量病灶；⑤可提供肿瘤组织进行生物标志物评估。同时，有以下情况的患者未被研究者纳入临床研究：①伴有未经治疗的脑转移；②已经接受过多西他赛治疗；③需要系统治疗的主动性自身免疫性疾病患者；④已经接受了糖皮质激素治疗或免疫抑制疗法的患者。

研究中，免疫单药组（292 例）患者接受了纳武利尤单抗（3mg/kg）方案治疗。化疗组（290 例）患者接受了多西他赛（75mg/m^2）的化疗治疗。该项研究的结果表明，与多西他赛组患者相比，接受了纳武利尤单抗二线治疗的患者总体生存期（中位 OS：12.2 个月 vs. 9.5 个月）有显著延长，无进展生存期（中位 PFS：2.3 个月 vs. 4.4 个月）无显著差异。

肺癌防治新攻略系列书目

001　肺癌防治新攻略：免疫计·以逸待劳

002　肺癌防治新攻略：外科计·手"刀"病除

003　肺癌防治新攻略：中医计·除瘤养生

004　肺癌防治新攻略：康复计·全程守护

005　肺癌防治新攻略：预防计·未雨绸缪

006　肺癌防治新攻略：诊断计·明察秋毫

007　肺癌防治新攻略：控烟计·推己及人

008　肺癌防治新攻略：就医计·轻车熟路

009　肺癌防治新攻略：科普计·见微知著

010　肺癌防治新攻略：百问计·有问必答

011　肺癌防治新攻略：研究计·抛砖引玉

012　肺癌防治新攻略：创新计·赢在未来